W0260161

ISBN 978-3-662-28092-8 ISBN 978-3-662-29600-4 (eBook)
DOI 10.1007/978-3-662-29600-4

Ergebnisse der inneren Medizin und Kinderheilkunde.

Inhalt des 61. Bandes.

1942 III u. 921 S. gr. 8⁰. Mit 236 Abbildungen.
RM 90.—, gebunden RM 98.—

Der 24-Stunden-Rhythmus des menschlichen Blutkreislaufes. Von Dr. med. habil. W. Menzel. (Mit 27 Abbildungen.)

Die intravitale Blutgerinnung. Erster Teil: Physiologische Grundlagen und Besonderheiten der intravitalen Gerinnung. Von Professor Dr. K. Apitz. (Mit 17 Abbildungen.)

Die myelogene Osteopathie. Die normalen und pathologischen Beziehungen von Knochenmark zum Knochen. Von Dr. N. Markoff. (Mit 43 Abbildungen.)

Über die Formen der Reststickstoffsteigerung im Verlauf der Weilschen Krankheit. Zugleich ein Beitrag zur Klinik des hepato-renalen Syndroms. Von Dr. med. habil. A. Dohmen. (Mit 11 Abbildungen.)

Klinische und hirnbioelektrische Epilepsiestudien. Von Dozent Dr. R. Janzen. (Mit 12 Abbildungen.)

Die Entwicklung der epidemischen Kinderlähme in Deutschland und ihr epidemiologischer und klinischer Wandel. Von Dr. A. Windorfer. (Mit 34 Abbildungen.)

Neuere Ergebnisse der Diabetesbehandlung. Von Dozent Dr. med. habil. H. A. Heinsen. (Mit 17 Abbildungen.)

Die Kropfprophylaxe. Von Dr. H. J. Wespi-Eggenberger. (Mit 14 Abbildungen.)

Ergebnisse und Probleme der Leukämiebehandlung mit Röntgenstrahlen. Bearbeitet an einem Krankengut von 40 Jahren. Von Dozent Dr. med. habil. R. Bauer und Dr. A. Vogt. (Mit 7 Abbildungen.)

Aspirationsbiopsie der Leber. Mit einer Übersicht über die Ergebnisse bei 297 Biopsien. Von Dozent Dr. K. Roholm, Dr. N. B. Krarup und Dr. P. Iversen. (Mit 18 Abbildungen.)

Untersuchungen über die reversible Ballung und Sedimentierung der roten Blutkörperchen. (Beitrag zur Theorie und Praxis der Blutsenkung.) Von Dr. med. habil. F. Frimberger. (Mit 20 Abbildungen.)

Über die Spirometrie und ihre Ergebnisse im Kindesalter. Von Dr. E. Püschel. (Mit 16 Abbildungen.)

Namenverzeichnis. Sachverzeichnis. Inhalt der Bände 51—61.

Inhalt des 60. Bandes.

1941 III u. 890 S. gr. 8⁰. Mit 182 Abbildungen.
RM 90.—; gebunden RM 98.—

Blutkatalase und Wasserstoffsuperoxyd als wirkende Kräfte beim Blutfarbstoffabbau (Pentdyopent in seiner Bedeutung für chemische Physiologie, Blutumsatz und Klinik.) Von Professor Dr. K. Bingold. (Mit 4 Abbildungen.)

Die fetalen Erythroblastenkrankheiten. (Hydrops congenitus universalis, Icterus neonatorum gravis, Anaemia neonatorum) als Ausdruck funktioneller Unreife. Von Dr. J. Wolff. (Mit 5 Abbildungen.)

Über die nichtsexualspezifischen Wirkungen der Keimdrüsenstoffe, ein Beitrag zu ihrer therapeutischen Anwendung in der inneren Medizin. Von Dozent Dr. M. Ratschow. (Mit 9 Abbildungen.)

Herzerkrankungen nach elektrischen Unfällen. Von Dr. S. Koeppen. (Mit 30 Abbildungen.)

Der D-Vitamin-Stoß. Von Professor Dr. B. Rudder. (Mit 7 Abbildungen.)

Die Beriberi des Menschen. Von Professor Dr. A. Schretzenmayr. (Mit 14 Abbildungen.)

Die funktionell-pathologischen Beziehungen zwischen aplastischer Anämie und akuten Leukämien. Von Dozent Dr. R. Stodtmeister und Dr. P. Büchmann. (Mit 1 Abbildung.)

Die Bedeutung der Serumeisenbestimmung für die Klinik. Von Dr. P. Büchmann. (Mit 17 Abbildungen.)

Über die Bedeutung der Reticuloendothelien und Plasmazellen des Knochenmarkes. Von Dr. H. Fleischhacker.

Die Oberflächenspannung in Serum und Liquor. Von O. Künzel. (Mit 47 Abbildungen.)

Die diphtherische Nervenschädigung. Von Dr. A. Beer.

Elektrokardiographie im Säuglings- und Kindesalter. Von Dozent Dr. A. Nádrai. (Mit 48 Abbildungen.)

Namen- und Sachverzeichnis. Inhalt der Bände 51—60.

Inhalt des 59. Bandes.

1940 III u. 873 S. gr. 8⁰. Mit 191 zum Teil farbigen Abbildungen.
RM 90.—; gebunden RM 98.—

Totale Thyreoidektomie bei Herzkranken. Von Dr. H. Siedeck.

Folgen der krankhaft gestörten äußeren Sekretion des Pankreas. Beitrag zur Periodizität der Organfunktion. Von Professor Dr. W. N. Boldyreff. (Mit 15 Abbildungen.)

Die Fraktionierung des Reststickstoffes des Blutes. Von Dr. P. Larizza.

Über Dauerresultate der internen Magengeschwürsbehandlung. Von Dr. med. habil. K. Steuer. (Mit 1 Abbildung.)

Das deutsche Feldfieber. Von Professor D. W. Rimpau. (Mit 11 Abbildungen.)

Epidemische Gelbsucht (Hepatitis epidemica), Weilsche Krankheit (Icterus contagiosus) und verwandte Krankheitszustände. Ihre Ätiologie, Pathogenese und Prophylaxe. Eine vergleichend-epidemiologische Studie. Von Dr. Fr. Wolter.

Der idiopathische Spontanpneumothorax und ähnliche Krankheitsbilder. Von Dr. A. Sattler. (Mit 11 Abbildungen.)

Direkte, indirekte und Konserven-Bluttransfusion. Von Professor Dr. V. Schilling. (Mit 18 Abbildungen.)

Über Klinik, Histologie und Theorie der diphtherischen Herzschädigungen. Von Dr. A. Beer. (Mit 3 Abbildungen.)

Semiologie des Knochenmarks. Ein Studium klinischer Morphologie. Von Professor Dr. A. Fieschi. (Mit 7 Abbildungen.)

Extrainsuläre hormonale Regulatoren im diabetischen Stoffwechsel. Von Dozent Dr. H. Bartelheimer. (Mit 13 Abbildungen.)

Die Temperaturen der menschlichen Haut. Von Dr. med. habil. O. Scheurer. (Mit 41 Abbildungen.)

Namen- und Sachverzeichnis. Inhalt der Bände 51—59.

Ein Generalregister für die Bände 1—25 befindet sich in Band 25 und für die Bände 26—50 in Band 50.

IV. Über die Formen der Reststickstoffsteigerung im Verlauf der WEILschen Krankheit[1].

Von

A. DOHMEN, Hamburg.

Mit 11 Abbildungen.

Inhalt.

Literatur.

ACHARD, CH.: Spirochétose ictérigène. J. Prat. **47**, 33 (1933).

ADLERSBERG, D.: Zur Rolle der Leber im Wasserhaushalt. Wien. Arch. inn. Med. **35**, 269 u. 401 (1934).

ALSTON, J. N. and others: Leptospiral jaundice among sewer workers. Lancet **1935 I**, 806.

[1] Aus der I. Med. Klinik der Hansischen Universität (Dir. Prof. Dr. H. H. BERG) Hamburg-Eppendorf.

AMEUILLE, P.: Néphrite aiguë avec ictère et spirochétose ictéro-hémorragique. Bull. Soc. méd. Hôp. Paris **40**, 2281 (1916).
AMEUILLE, M. P.: Azotémie et azoturie dans les ictères infectieux. Presse méd. **27**, 189 (1919).
AOKI, Y., K. KANEKO u. T. MORIMOTO: Weitere Studien über „Hasamiyami". Z. Hyg. **117**, 202 (1936).
ASADA, Y., K. ASAKURA and R. NIITSU: Studies on the detoxicating hormone of the liver (Yakriton). Tohoku J. exper. Med. **13**, 456 (1929).
ASAKURA, K., and H. SAKURADA: Studies on the detoxicating hormone of the liver (Yakriton). Tohoku J. exper. Med. **13**, 450 (1929).
AUFRECHT: Die akute Parenchymatose. Ein Beitrag zur Kenntnis der neuen Infektionskrankheit Weils. Dtsch. Arch. klin. Med. **40**, 619 (1887).
BAIZE, P., et MAYER: Sur un cas de septicémie puerpérale à „bacillus perfringens". Bull. Soc. méd. Hop. Paris **45**, 1924 (1929).
BAUER, R.: Über die Heilwirkung intravenös injizierter Leberextrakte bei hypochlorämischer Urämie. Med. Klin. **31**, **I**, 380 (1935).
BECHER, E.: Über Steigerungen des Blutwertes von Phenol und Phenolderivaten und über das Auftreten von freiem Phenol im Blute bei Lebercirrhose. Münch. med. Wschr. **1930**, 751.
— Welche diagnostischen Schlüsse lassen sich aus starken Verschiedenheiten im Ausfall der Indican- und Xanthoproteinprobe ziehen? Münch. med. Wschr. **1930**, 432.
— Über das Vorkommen aromatischer Gruppen in enteiweißtem Blut, Körperflüssigkeiten und Geweben, nachgewiesen am Ausfall der Xanthoproteinreaktion. Münch. med. Wschr. **1924**, 1676.
— Über eine neue einfache Methode zur Feststellung der Niereninsuffizienz im Blut. Münch. med. Wschr. **1924**, 1611.
— Studien über das Verhalten der Xanthoproteinreaktion im enteiweißten Blut unter normalen und pathologischen Verhältnissen. Dtsch. Arch. klin. Med. **148**, 148 (1925).
— u. E. HERRMANN: Studien über das Verhalten der Xanthoproteinreaktion in enteiweißtem Blut unter normalen und pathologischen Verhältnissen. Dtsch. Arch. klin. Med. **152**, 82 (1926).
BECKER, F.: Schwere Nierenschädigung nach Leberruptur. Zbl. Chir. **1936**, 674.
BEITZKE, H.: Weilsche Krankheit. Handb. d. ärztl. Erfahrungen im Weltkrieg **8**, 152 (1921).
BERG, H. H.: Zur Erkennung und Behandlung der Pankreasnekrose. Zbl. inn. Med. **1938**, Nr 27.
— Diskussionsbemerkung zum Vortrag von Curschmann: Pylorusspasmus bei Tetanie und Migräne. Zbl. inn. Med. **1938**, Nr 26.
BERNING, H.: Die Bauchsymptomatologie des diabetischen Komas. Erg. inn. Med. **57**, 582 (1939).
BINGEL, A.: Zur Klinik und pathologischen Anatomie neurologischer Komplikationen bei Weilscher Krankheit. Dtsch. Z. Nervenheilk. **141**, 133 (1936).
BORST, J. G. G.: Urämie durch Kochsalzmangel. Z. klin. Med. **117**, 55 (1931).
BOUCHARD, CH.: Leçons sur les auto-intoxications dans les maladies. Paris: G. Masson 1887.
BRODIN, P.: Les variations de l'azote résiduel du sérum sanguin. Leur importance comme signe d'insuffisance hépatique. Thèse Paris 1913.
BRUHL, I., et R. MOREAU: Note sur un cas d'ictère grave mortel, avec azoturie et azotémie et absence presque total de lésions hépatiques. Bull. Soc. méd. Hôp. Paris **37**, 421 (1914).
CASTAIGNE, J.: Le syndrome hépato-rénal aigu. Paris méd. **2**, 296 (1937); Ref. Kongr. Zbl. inn. Med. **93**, 190 (1938).
CAIN, A., R. CATTAN et A. BENSAUDE: Trois cas atypiques de spirochétose ictéro-hémorragique. Bull. Soc. méd. Hôp. Paris **51**, 1470 (1935).
CAROLI, J.: Un cas d'azotémie fébrile spirochétosique. Bull. Soc. méd. Hôp. Paris **51**, 1513 (1935).
CHAUFFARD, M. A.: Recherches de physiologie pathologiques dans un cas d'ictère infectieux. Semaine méd. **20**, 119 (1900).
CLAIRMONT, P., u. H. v. HABERER: Über die Anurie nach Gallensteinoperationen. Mitt. Grenzgeb. Med. u. Chir. **22**, 159 (1911).

CORNIL, L., et J. VAGUE: Les types anatomiques des hépato-néphritis aiguës. Rev. méd. chir. Mal. Foie etc. **10**, 349 (1935); Ref. Kongreßzbl. inn. Med. **84**, 130 (1936).
COW, D.: Einige Studien über Diurese. Naunyn-Schmiedebergs Arch. **69**, 393 (1912).
DAVIDSON, L. S. P., and J. SMITH: Weil's disease in fish-workers: a clinical, chemical and bacteriological study of forty cases. Quart. J. Med. **29**, 263 (1936).
DEMME, H.: Über aseptische idiopathische Meningitiden. Z. Neur. **161**, 247 (1938).
DÉROT, M.: Hépatonéphrites et syndromes hépatorénaux. Paris méd. **1**, 457 (1937).
— et R. DÉROT-PIQUET: Les hépatonéphrites. Paris: J. B. Ballière et fils 1937.
DOHMEN, A.: Über den hepatorenalen Symptomenkomplex bei der Weilschen Krankheit. Zbl. inn. Med. **1937**, Nr 16.
— Über die meningeale Verlaufsform der Weilschen Krankheit. Med. Welt **1939**, 1551 u. 1576.
DRÄGERT, E.: Beitrag zur pathol. Anatomie der Weilschen Erkrankung. Virchows Arch. **292**, 452 (1934).
DUDAL, P., J. CH. ROUX et GOIFFON: Essai sur l'intoxication par les polypeptides. Presse méd. **42**, 1785 (1934).
DUVOIR, LAUDAT, POLLET et J. BERNARD: Hépatonéphrites après ingestion d'un abortif. Hypo-azotémie et hypo-azoturie parallèles à la période de régression. Bull. Soc. méd. Hôp. Paris **49**, 607 (1933).
ECKE, W.: Experimentelle Hypochlorämie durch Hypophysenhinterlappenextrakt. Z. Verdauungs- u. Stoffw.krkh. **1**, 275 (1939).
ENGEL, R.: Diskussionsvortrag: Coma diabeticum, Kochsalzhaushalt und Nebennierenfunktion. Verh. dtsch. Ges. inn. Med. **1937**, 84.
— Hormonalbedingte Salzmangelzustände. Verh. dtsch. Ges. inn. Med. **1938**, 276.
EPPINGER, H.: Die Leberkrankheiten. Wien: Julius Springer 1937.
FAHR, TH.: Über das entzündliche Ödem der Niere. Dtsch. med. Wschr. **1936**, 1581.
— Über die serösen Entzündungen. Dtsch. med. Wschr. **1936**, 1946.
FIESSINGER, N.: L'intoxication par les polypeptides. Presse méd. **42**, 1787 (1934).
— Aspects cliniques de la spirochétose ictéro-hémorragique. J. Pract. **47**, 9 (1933).
— Angio-cholécystite aiguë. Septicémie éberthienne sans dothiénenterie. Hépato-néphrite avec ictère. Hémorragies et azotémie. Guérison. Bull. Soc. méd. Hôp. Paris **44**, 506 (1920).
— A l'occasion de la communication du professeur Pierre Duval. Bull. Soc. méd. Hôp. Paris **51**, 1666 (1935).
FRANK, E.: Die akute Azotämie (Reststickstofferhöhung ohne Nierenbeteiligung). Med. Klin. **1932**, 1451.
FRERICHS, F. TH.: Klinik der Leberkrankheiten **1**. Braunschweig: Vieweg & Sohn 1858.
GARNIER, M.: Syndromes d'insuffisance et des suractivités fonctionelles du foie. Nouv. traité de Méd. **16**, 185. Masson & Cie. 1928.
— et J. REILLY: L'ictère infectieux à spirochètes. Bull. Soc. méd. Hôp. Paris **40**, 2249 (1916).
— — Les réactions sanguines au cours de la spirochétose ictérogène. Arch. méd. exp. et d'anat. path. **27**, 609 (1916/17).
— — Les formes prolongées de la spirochétose ictérogène. (Forme rénale et forme hépatosplénique.) Bull. Soc. méd. Hôp. Paris **43**, 711 (1917).
GAUJOUX, E., et J. BRAHIC: A propos des hépatonéphrites. La fonction uréosécretoire au cours des ictères. Bull. méd. **47**, 425 (1933).
GEORGOPOULOS, M.: Über die Azotämien der Weilschen Krankheit und des Schwarzwasserfiebers. Dtsch. Arch. klin. Med. **175**, 60 (1933).
GILBERT, A., et P. LEREBOULLET: De l'état des urines dans l'ictère acholurique. C. r. Soc. Biol. Paris **53**, 281 (1901).
— — Des urines retardées (opsiurie) dans les cirrhoses. C. r. Soc. Biol. Paris **53**, 276 (1901).
— — De l'inversion du rythme colorant des urines dans l'ictère. C. r. Soc. Biol. Paris **53**, 279 (1901).
GINSBERG, W.: Diureseversuche. Naunyn-Schmiedebergs Arch. **69**, 381 (1912).
GUDZENT: Beiträge zur Kenntnis der Weilschen Krankheit. Z. klin. Med. **85**, 273 (1918).
GUILLAIN, G., et J. LEREBOULLET: Spirochétose méningée pure à forme mentale. Bull. Soc. méd. Hôp. Paris **51**, 1509 (1935).

Hamburger, M., Quellien et Baruk: Spirochétose. Bacillémie concomitante à bacille paratyphique B. Troubles mentaux au cours de la convalescence. Bull. Soc. méd. Hôp. Paris **51**, 1662 (1935).

Hart, C.: Über die Beziehungen des Icterus infectiosus (Weilsche Krankheit) zur akuten gelben Leberatrophie und zur Lebercirrhose. Münch. med. Wschr. **1917**, 1598.

Harvier, P., F. P. Merklen et J. Antonelli: Néphrite urémigène consécutive à une septicémie à perfringens post abortum. Bull. Soc. méd. Hôp. Paris **50**, 691 (1934).

Hegler, C.: Weilsche Krankheit (Icterus infectiosus, Spirochaetosis ictero-haemorrhagica). Klin. Fortbildg **1934**, 369.

— Icterus infectiosus (Weilsche Krankheit). Klin. Wschr. **1939**, 1461.

— Besondere klinische Befunde bei Weilscher Krankheit. Münch. med. Wschr. **1933**, 399.

Heilig, R., u. K. Lederer: Cholesterin und Wasserhaushalt. Klin. Wschr. **1924**, 1765.

Helwig, F. C., and C. B. Schutz: A further contribution to the liver-kidney syndrome. J. Labor. a. clin. Med. **21**, 264 (1935); Ref. Kongreßzbl. inn. Med. **85**, 34 (1936).

Hilgermann: Zur Kasuistik der Weilschen Krankheit. Dtsch. med. Wschr. **1917**, 172.

Hoesch, K.: Zur Klinik der Weilschen Krankheit. Z. klin. Med. **110**, 557 (1929).

Jezler, A.: Zur Pathogenese der extrarenal bedingten Harnstoffretention. Klin. Wschr. **11**, 371 (1932).

Kaneko: Über die pathol. Anatomie der Spirochaetosis ictero-haemorrhagica Inada (Weilsche Krankheit). Rikola-Verlag 1922.

— K. S. Kotorii u. Y. Aoki: Weitere Studien über die „Hasamiyami". Z. Hyg. **117**, 202 (1936).

Kerpel-Fronius, E.: Salzmangelzustände und chloroprive Azotämie. Erg. inn. Med. **51**, 623 (1936).

Kotorjj, S.: Zur Klinik der sogenannten „Hasamiyami" (Weil-ähnliche endemische Krankheit). Klin. Wschr. **1935**, 1147.

Kourilsky, R., et H. Mamou: Les formes „pseudo-grippales" de la spirochétose anictérique. Bull. Soc. méd. Hôp. Paris **51**, 1514 (1935).

Kramer, P. H.: De ziekte van Weil te Rotterdam. Nederl. Tijdschr. Geneesk. **1932 III**, 4296.

Landau u. v. Pap: Über den Einfluß der Leber auf den Wasserhaushalt. Klin. Wschr. **1923**, 1399.

Lederer, K.: Pneumokokkensepsis mit Leberinsuffizienz und hepatogener Anurie. Wien. Arch. inn. Med. **20**, 143 (1933).

Lemierre, A., P. N. Deschamps et E. Bernard: Azotémie mortelle avec intégrité anatomique des reins. Bull. Soc. méd. Hôp. Paris **48**, 861 (1924).

Lobmeyer, H.: Die Meningitisform des Feldfiebers. Münch. med. Wschr. **1940**, 205.

Mann, Fr. C., u. Th. B. Magath: Die Wirkungen der totalen Leberexstirpation. Erg. Physiol. I **23**, 212 (1924).

Marchal, G., P. Soulié et A. Roy: Spirochétose ictéro-hémorragique. Troubles cardiaques et modifications électrocardiographiques. Bull. Soc. méd. Hôp. Paris **51**, 1651 (1935).

Marie, J., et P. Gabriel: Méningite spirochétosique épidémique. Presse méd. **1935**, 1713.

— — La méningite spirochétosique épidémique chez l'enfant. Bull. Soc. méd. Hôp. Paris **51**, 1454 (1935).

Marx, H.: Der Wasserhaushalt des gesunden und kranken Menschen. Berlin: Julius Springer 1935.

Mautner, H.: Die Bedeutung der Venen und deren Sperrvorrichtungen für den Wasserhaushalt. Wien. Arch. inn. Med. **1924**, 251.

— u. E. P. Pick: Über die durch Shockgift erzeugten Zirkulationsstörungen. II. Das Verhalten der überlebenden Leber. Biochem. Z. **127**, 72 (1922).

Merklen, Pr.: Sur une forme d'insuffisance hépato-rénale aiguë. Rev. Méd. **35**, 172 (1916).

— Ictère grave; hépato-néphrite aiguë massive. Bull. Soc. méd. Hôp. Paris, in Presse méd. **24**, 237 (1916).

— et A. Adnot: Spirochétose ictérique; azotémie et fièvre; rétention chlorurée sèche. Bull. Soc. méd. Hôp. Paris **48**, 246 (1932).

— Bicart et Adnot: Hépatonéphrite aiguë grave. Urée, chlore, réserve alcaline. Guérison. Bull. Soc. méd. Hôp. Paris **47**, 1230 (1931).

MERKLEN, PR. et CH. LIOUST: Un cas d'azotémie préictérique. (Azotémie dans les ictères infectieux.) Bull. Soc. méd. Hôp. Paris **41**, 214 (1917).
— — Six nouveaux cas d'intoxication hépato-rénale aiguë avec azotémie. Bull. Soc. méd. Hôp. Paris **40**, 1686 (1916).
— — L'azotémie dans les ictères infectieux. Bull. Soc. méd. Hôp. Paris **40**, 1865 (1916).
— — L'insuffisance hépato-rénale aiguë avec azotémie. Bull. Soc. méd. Hôp. Paris, in Presse méd. **24**, 494 (1916).
MEYER-BISCH, E., u. D. BOCK: Untersuchungen des Mineralstoffwechsels am pankreaslosen Hund. I. Mitt. Der Einfluß der Pankreasexstirpation auf die Zusammensetzung von Blut und Urin. Z. exper. Med. **54**, 131 (1927).
— — Untersuchungen des Mineralstoffwechsels am pankreaslosen Hund. II. Mitt. Der Einfluß der Pankreasexstirpation auf den Natrium- und Chlorgehalt und auf die Quellbarkeit der verschiedenen Organe. Z. exper. Med. **54**, 145 (1927).
MÖBIUS, P. J.: Über die Niere beim Ikterus. Arch. Heilk. **18**, 83 (1877).
MOLITOR, H., u. E. P. PICK: Die Bedeutung der Leber für die Diurese. Naunyn-Schmiedebergs Arch. **67**, 317 (1923).
MOLLARET, P., et J. FERROIR: A propos de deux observations de spirochétose ictéro-hémorragique, dont une avec myocardite mortelle. Contribution à l'étude de la réaction méningée des formes typiques ictérigènes. Bull. Soc. méd. Hôp. Paris **51**, 1662 (1935).
MÜLLER, W.: Zur Kenntnis der meningitischen Form der Weilschen Krankheit. Nervenarzt **1937**, 29.
NONNENBRUCH, W.: Urämie bei Nichtnierenkranken. Med. Welt **1934**, Nr 44.
— Über Azotämien. Med. Klin. **1935**, Nr 4.
— Das hepatorenale Syndrom. Verh. dtsch. Ges. inn. Med. **1939**, 341.
— Das hepatorenale Syndrom und die Hyposthenurie N. Klin. Wschr. **18**, 917 (1939).
— Über das entzündliche Ödem der Niere und das hepatorenale Syndrom. Dtsch. med. Wschr. **1937**, 7.
OETTINGER, W., et P. L. MARIE: Sur un cas d'ictère grave mortel a forme rénale. Bull. Soc. méd. Hôp. Paris **37**, 472 (1914).
OLMER, D., et J. VAGUE: Étude clinique des hépato-néphrites aiguës. Rev. méd.-chir. Mal. Foie etc. **10**, 337 (1935); Ref. Kongreßzbl. inn. Med. **84**, 130 (1936).
PAGNIEZ, PH., et A. ESCALIER: Hépato-néphrite avec énorme azotémie suivie de paratyphoide B. Guérison. Bull. Soc. méd. Hôp. Paris **50**, 316 (1926).
PICK, L.: Zur pathologischen Anatomie des infektiösen Ikterus. Berl. klin. Wschr. **1917**, 451 u. 481.
PICK, E. P.: Die Bedeutung der Leber für den Wasserhaushalt. Verh. dtsch. Ges. inn. Med. **1923**, 107.
PORGES, O.: Über das Coma hypochloraemicum. Klin. Wschr. **1932**, 186.
PYTEL, A.: Zur Frage des hepatorenalen Syndroms. (Experimentelle Untersuchung.) Arch. klin. Chir. **187**, 27 (1937).
REITER, H.: Zur Kenntnis der Weilschen Krankheit. Dtsch. med. Wschr. **1917**, 552.
— Die Weilsche Krankheit. Z. klin. Med. **88**, 459 (1919).
RICHARDIÈRE: Sur un cas d'ictère grave à forme rénale. Semaine méd. **30**, 401 (1890).
RIMPAU, W.: Das deutsche Feldfieber. Erg. inn. Med. **59**, 140 (1940).
RIVET, M. L.: Un cas mortel d'hépato-néphrite aiguë spirochétosique. Bull. Soc. méd. Hôp. Paris **47**, 1239 (1931).
SAKURADA, H.: Studies on the detoxicating hormone of the liver (Yakriton). Tohoku J. exper. Med. **13**, 461 u. 481 (1929).
SATO, A.: Studies on the detoxicating hormone of the liver (Yakriton). Tohoku J. exper. Med. **13**, 502 (1929); **20**, 399 u. 408 (1932/33).
SCHITTENHELM, A.: Die Weilsche Krankheit (Icterus infectiosus). Handb. d. Inn. Med., **1**, 2. Aufl., 1, 679 (1925).
SHAMBOUGH, N. F.: Das Verhalten von Phenylalanin und Tyrosin unter dem Einfluß der Purindiurese. Biochem. Z. **187**, 444 (1927).
— u. G. M. CURTIS: Beobachtungen über die Folgen der intraperitonealen Zufuhr von Phenylalanin und Tyrosin beim Kaninchen bei entnervten Nieren. Biochem. Z. **187**, 437 (1927).

Schlossberger, H., J. Grillo u. L. Scheele: Über das Vorkommen von Typen bei der Spirochäte der Weilschen Krankheit. Klin. Wschr. **1935**, 1133.

Schottmüller, H.: Hepatitis und Cholecystitis, eine spezifische toxische Scharlachkomplikation. Klin. Wschr. **1931**, 17.

Schüffner, W. A. P.: De Serumbehandeling bij de zickte van Weil. Nederl. Tijdschr. Geneesk. **1932 III**, 4303.

— et B. Walch-Sorgdrager: Infection-Humaine par leptospira canicola. Off. Internat. Hyg. publ. **29**, 297 (1937); zitiert nach Zbl. Bakter. Ref. I **126**, 286 (1937).

Steinthal: Icterus gravis und Anurie. Wien. klin. Wschr. **1911**, 1688.

Strasburger, J.: Zur Klinik der Weilschen Krankheit. Dtsch. Arch. klin. Med. **125**, 108 (1918).

Tapie, J.: Hépato-Néphrite, aiguë massive, anurie; hyperazotémie; réaction myéloide aberrante; Guérison. Presse méd. **26**, 534 (1918).

Tetzner, E.: Serologisch sichergestellter Fall von Weilscher Krankheit — Typ Leptospira canicola — beim Menschen unter dem Bilde einer Meningitis. Klin. Wschr. **1938**, 508.

Trembur, F., u. R. Schallert: Zur Klinik der Weilschen Krankheit. Med. Klin. **1916**, 414.

Troisier, J., M. Bariéty et Cl. Macrez: Spirochétose ictéro-hémorragique fébrile pure. Bull. Soc. méd. Hôp. Paris **51**, 1465 (1935).

Uhlenhuth u. Fromme: Experimentelle Untersuchungen über die sogenannte Weilsche Krankheit (ansteckende Gelbsucht). Med. Klin. **1915**, 1202.

— — Weitere experimentelle Untersuchungen über die sogenannte Weilsche Krankheit (ansteckende Gelbsucht). 2. Mitt. Med. Klin. **1915**, **1264**.

— — Weilsche Krankheit. Handb. pathog. Mikroorganismen **7 I**, 3. Aufl., 477 (1930).

— u. Zimmermann: Zur Epidemiologie und Therapie der Weilschen Krankheit. Zbl. Bakter. I Orig. **135**, 151 (1935).

Valera, B., et Rubino: Sur la nature de l'hyperazotémie des hépatites aiguës. (Hépatonéphrites ou hépatites avec hyperazotémie extrarénale.) Ann. Méd. **37**, 290 (1935).

Volhard, F.: Die doppelseitigen hämatogenen Nierenerkrankungen. Handb. d. Inn. Med. von Bergmann u. Staehelin **6**, 1 u. 2 (1931).

Walch-Sorgdrager, W.: Les leptospiroses. Bull. de l'Organisation d'hygiène de la Soc. des Nations **8**, 151.

Wangensteen, O. H.: Untersuchungen über die Autolyse der Leber: Die Implantation der Leber in die Bauchhöhle der Ratte. Endokrinol. **2**, 170 (1928).

Weiser, J.: Zur Hepatonephritis. Med. Klin. **1936**, 1524.

Widal, F., et E. May: Spirochétose ictéro-hémorragique. Nouv. traité de méd. **16 I**, 297. Masson & Cie. 1928.

Wirth, D.: Leptospirose (Weilsche Krankheit) beim Tier. Zbl. Bakter. I Ref. **125**, 239 (1937).

Zinck, K. H.: Gestaltliche Leber-Nieren-Schädigungen und hepatorenale Insuffizienz nach Verbrennung. Klin. Wschr. **1940**, 78.

Einleitung.

Die Leber, das größte drüsige Organ des menschlichen Körpers, wirkt auf den Abbau der Nahrungsstoffe im Darm ein; sie greift durch Abgabe der Gallensäuren und von Alkali in den Fettabbau bis zu den Fettsäuren ein. In sie mündet das Pfortadersystem, durch das die im Magendarmkanal bis zu resorbierbarer Größe und zu für den Körper verwendbaren Bausteinen abgebauten Nahrungsstoffe in die Leber gelangen, wo sie z. T. in für den menschlichen Körper verwertbare Nährstoffe umgebaut werden. Von hier können sie an die übrigen Körperzellen weitergegeben werden. Mit dieser Resynthese erschöpft sich aber die Aufgabe der Leber nicht, ihr fallen außerdem noch entgiftende Aufgaben zu, die sich zunächst auf die vom Darm mitresorbierten und für den Körper eine dauernde Gefahr darstellenden Gifte erstrecken. Auch beim intermediären

Stoffwechsel entstehen Abbauprodukte, die, weil sie ebenfalls Zellgifte darstellen, wenn sie zum mindesten in größeren Mengen auftreten, ebenfalls von der Leber in unschädliche chemische Substanzen umgewandelt werden müssen. Die nicht mehr verwertbaren oder sogar schädlichen Endprodukte des Stoffwechsels werden größtenteils nicht durch die Leber ausgeschieden, sondern diese Aufgabe liegt den Nieren ob. Diese für den Körper wesentliche Zusammenarbeit ist schon in gesunden Tagen sehr eng, und sie bleibt es auch, wenn eins dieser Organe erkrankt. Ob und inwieweit dabei eine vikariierende Tätigkeit des einen Organs bei einer Erkrankung des anderen erfolgen kann, ist heute noch eine Streitfrage. So wird von mancher Seite die Ansicht vertreten, daß bei einer Niereninsuffizienz bei einem Versagen der Leber erst die deletäre Folge der Nierenschädigung, das Coma uraemicum, auftrete.

Die Erkrankung eines dieser Organsysteme ist aus den daraus sich ergebenden Funktionsausfällen ohne Schwierigkeiten zu erkennen. Trifft aber eine schädigende Ursache beide Organe und kommt es dann zu einer Störung der Arbeitsleistung, so kann die Entscheidung außerordentlich schwer sein, auf welches Organ nun im einzelnen der Funktionsausfall zurückzuführen ist. Hinzu kommt, daß Leber und Nieren in einem großen Zellstaat ihre Aufgaben zu erfüllen haben und daß Störungen, die außerhalb dieser Organe liegen, also andere Zellsysteme befallen, einmal von ihnen eine Mehrarbeit verlangen, zum anderen aber ist zu bedenken, daß diese Veränderungen unter Umständen auch nicht ohne Rückwirkung auf Leber und Nieren zu bleiben brauchen.

Die physiologischen Aufgaben der Leber.

Um später zu besonderen krankhaften Vorgängen besser Stellung nehmen zu können, seien die physiologischen Aufgaben von Leber und Nieren, soweit sie später zur Diskussion stehende Fragen betreffen, kurz umrissen.

Die Rolle der Leber im Eiweißstoffwechsel.

Im Magen erfolgt der Abbau des großen Eiweißmoleküls bis zu den Peptonen und Albumosen, der weitere Abbau bis zu den Aminosäuren erfolgt im Dünndarm. Nach der Resorption durch die Darmschleimhaut gelangen die Aminosäuren durch die Pfortader in die Leber. Es scheint so, als ob in der Leber eine gewisse Resynthese des Eiweißes stattfindet; jedenfalls zeigt das Blut nach eiweißreicher Kost nach Leberpassage eine Zunahme der Polypeptide (FIESSINGER). Ob in der Leber eine Eiweißspeicherung stattfindet, ist zum mindesten noch strittig. Beim intermediären Eiweißabbau entsteht Ammoniak und ein stickstoffreier Rest. Aus dem Ammoniak entsteht in der Leber der Harnstoff. Ob es bei allen Aminosäuren zu gleichen Abbauprozessen kommt wie beim Arginin, das unter Einwirkung eines Fermentes, der Arginase, in Ornithin und Harnstoff gespalten wird, ist noch nicht erwiesen. Es ist aber wahrscheinlich so, daß zunächst andere Zwischenprodukte entstehen, aus denen erst der Harnstoff gebildet wird. Gegen die Annahme, daß die Fähigkeit der Harnstoffbildung auch anderen Geweben zukomme, sprechen die Feststellungen von MANN und MAGATH, die zeigen konnten, daß eine Harnstoffbildung nach Leberexstirpation beim Tier nicht mehr nachweisbar ist.

Leber und Kohlehydrathaushalt.

Der Zucker, der nach seiner Umwandlung von Polysacchariden zu Monosacchariden in dieser Form resorbiert wird, erfährt in der Leber seine Umwandlung zum Glykogen. Hier kann es gespeichert werden und wird bei Bedarf, insbesondere bei der Arbeit, an die übrigen Körperzellen, vor allen Dingen an den Muskel, abgegeben. Beeinflußt wird der Zuckerstoffwechsel einmal zentral (Zuckerstich Claude Bernards) und von einer Reihe von Drüsen mit innerer Sekretion, wie Pankreas, Nebenniere, Hypophyse, Thyreoidea. Eine Erweiterung unserer Kenntnisse über die Rolle, die die Leber im Kohlehydratstoffwechsel spielt und die auch in der Beurteilung der bei Leberkrankheiten gelegentlich auftretenden Kohlehydratstoffwechselstörungen eine Bedeutung für die Klinik haben, haben uns die bekannten Untersuchungen von Mann und Magath gebracht. Sie fanden nach der Leberexstirpation einen hochgradigen Abfall der Blutzuckerwerte, der mit einer Abnahme der Körperkräfte, Änderung der Reflexerregbarkeit und Krämpfen einhergeht. Das Tier geht zugrunde, wenn ihm kein Traubenzucker zugeführt wird, erholt sich aber zunächst schlagartig nach Traubenzuckerinjektionen. Eppinger betont jedoch, daß in der Klinik der Leberinsuffizienz im Coma hepaticum im Verlaufe einer akuten gelben Leberatrophie die Hypoglykämie fehle, und erklärt es damit, daß immerhin noch so viel funktionierendes Lebergewebe erhalten bleibe, das ausreiche, wesentliche Störungen des Kohlehydratstoffwechsels bei solchen Fällen zu verhindern. Er erinnert in diesem Zusammenhang daran, daß nach Experimenten beim Hunde nach Entfernung von 80% der Leber der zurückbleibende Rest ausreichte, um Leberausfallserscheinungen zu verhindern.

Die Rolle der Leber im Fetthaushalt des Körpers interessiert im Zusammenhang mit den später zu besprechenden Fragen nicht und kann daher übergangen werden.

Leber und Wasserhaushalt.

Von wesentlichem Interesse ist dagegen die Anteilnahme der Leber an der Regulation des Wasserhaushaltes des Körpers. Die Leber als solche stellt an sich schon ein großes Wasserreservoir dar, dessen sich der Körper auch unter normalen Umständen bedient, um größere Flüssigkeitsmengen abzufangen (Marx). Neben dieser Rolle als Speicherungsorgan hat nach unserem heutigen Wissen die Leber aber sicher einen Einfluß auf die Regulation des Wasserhaushaltes des Körpers. Die eindeutige Beurteilung dieser Funktion wird aber auch dadurch wieder erschwert, daß hier eine ganze Reihe von anderen Organsystemen mit einwirken wie Hypophyse und Thyreoidea, es besteht weiterhin eine Abhängigkeit vom Mineralhaushalt im Körper. Aus dem Zusammenspiel aller resultiert das Gleichgewicht im Wasserhaushalt. Trotz dieses Wissens dürfen wir aber von den regulativen Aufgaben der anderen Systeme im Zusammenhang der hier unter physiologischen und der später unter pathologischen Verhältnissen zu besprechenden Fragen absehen und uns nur mit den regulativen Maßnahmen befassen, die auf die Leber zurückzuführen sind.

Größere Wassermengen peroral aufgenommen haben einen diuretischen Effekt. Darauf beruht ein Teil unserer Funktionsdiagnostik der Nieren (Volhardscher Wasserversuch). Ginsberg stellte die interessante Tatsache fest, daß diese diuretische Wirkung großer Wassermengen ausbleibt, wenn man die Flüssigkeit unter Umgehung der Leber, etwa durch Injektion in die Vena jugularis, appliziert. Injiziert man aber die gleiche Menge in die Mesenterialvene, so kommt der diuretische Effekt genau so zustande, wie wir ihn nach peroraler Zufuhr auftreten sehen. Das unter Umgehung der Leber zugeführte Wasser muß also in den Geweben gespeichert werden, während das die Leber passierende Wasser sehr bald wieder ausgeschieden wird, und er schließt daraus, daß das per os aufgenommene Wasser aus dem Darm oder der Leber ausgeschwemmte Substanzen enthält, die eine stärkere Diurese zur Folge haben. Cow, der zu den gleichen Feststellungen wie GINSBERG kommt, sah nach einer aus dem Magen und Duodenum gewonnenen Substanz eine deutliche Zunahme der Diurese. Obwohl für die Leber gleichartige Beobachtungen im Tierexperiment bislang noch fehlen, so sind vielleicht doch die klinischen Erfahrungen über den diuretischen Effekt von Leberextrakten (BAUER) in diesem Sinn zu werten. MAUTNER und PICK wiesen auf Sperrvorrichtungen im Bereich der Lebervenen hin, die auch anatomisch bei Hunden nachweisbar sind und die durch Druckänderung einen Einfluß auf die zirkulierende Wassermenge entweder durch Speicherung in der Leber oder durch Abgabe aus diesem Depot haben. Diese Sperrvorrichtungen der Lebervenen unterliegen nervösen, medikamentösen und hormonalen Einflüssen. MOLITOR und PICK konnten feststellen, daß die Wasserdiurese beim Hund mit einer ECKschen Fistel anders verläuft als beim normalen, und auf Grund der gleichzeitig gewonnenen Erkenntnisse an entleberten Fröschen schließen sie, daß bei den regulativen Maßnahmen der Leber neben den mechanischen Wirkungen durch die Sperrvorrichtungen der Lebervenen ein Einfluß auf den Wasserhaushalt des Körpers auf hormonalem Wege möglich sei, durch den der Quellungszustand der Gewebe entscheidend beeinflußt werde. Zu der gleichen Ansicht kommen LANDAU und v. PAP. Der Einfluß der Leber ist weiterhin ersichtlich aus den bereits erwähnten Versuchen MANNS und MAGATHS, die bei einem Teil der entleberten Hunde eine Oligurie und Anurie zustande kommen sahen. Dieser Einfluß der Leber auf den Wasserhaushalt läßt sich also, wie aus den bislang angeführten Untersuchungen ersichtlich, durch Änderung des Mineralstoffwechsels, wie er bei Lebererkrankungen vielleicht unter besonderen Verhältnissen angenommen werden könnte, nicht allein erklären.

Bei einer Reihe von die Leber primär schädigenden Veränderungen finden sich — darauf wird später noch zurückzukommen sein — erhebliche Störungen des Wasserhaushaltes, wie nach Leberruptur und Leberzertrümmerungen (BECKER). Gerade in neuerer Zeit hat NONNENBRUCH es hervorgehoben, daß die Wirkung der Leber im Rahmen des Wasserhaushaltes sich auch auf die Teile des Körpers erstrecken, die VOLHARD unter dem Begriff der „Vorniere" zusammenfaßt. In erster Linie hat uns die Klinik gezeigt, daß Störungen des Wasserhaushaltes sowohl in Form einer Polyurie als auch einer Oligurie und Anurie im Verlaufe von Leberkrankheiten vorkommen können, die diagnostisch verwertbar sind und prognostische Schlüsse bis zu einem gewissen Grade zulassen. Wir sind auf Grund dieser klinischen Beobachtungen heute mehr geneigt, gerade den hormonalen Einwirkungen der Leber ein größeres Feld einzuräumen, als es vielleicht früher der Fall war. Andererseits müssen wir insbesondere bei den unter pathologischen Verhältnissen nachweisbaren Störungen des Wasserhaushaltes an die Möglichkeit denken, daß unter diesen krankhaften Bedingungen erst Produkte entstehen, die auf diese Störungen nicht ohne Einfluß sind. Es ist dabei an die möglichen Zusammenhänge z. B. zu denken, die zwischen Cholesterinstoffwechsel und Wasserhaushalt bestehen, auf die u. a. HEILIG und LEDERER hinwiesen. Diese Erklärung ist aber nicht für die im Laufe von Leberfunktionsstörungen auftretenden Wasserhaushaltsänderungen erschöpfend. Wir müssen also feststellen, daß der Einfluß der Leber auf den Wasserhaushalt unter normalen Umständen schon recht komplex ist, und wir werden sehen, daß unter krankhaften Verhältnissen noch eine Reihe anderer Momente hinzukommen, die die Beurteilung noch erschweren.

Die physiologischen Aufgaben der Niere.

Die Aufgaben der Nieren dürften sich im wesentlichen auf die Ausscheidung der zugeführten Wassermengen und der harnfähigen Abbauprodukte beschränken. Sie besitzen die Fähigkeit, Salze sowohl als auch andere Substanzen in einer höheren Konzentration auszuscheiden, als sie in dem zugeführten Blut vorhanden sind. Nach unserem heutigen Wissen dürften sie in der Harnstoffsynthese keine Rolle spielen. Ihre Beeinflussung des Wasserhaushaltes ist eine mittelbare insofern, als unter normalen Umständen durch Ausscheidung des durch das Blut zugeführten Wassers oder unter krankhaften Vorgängen durch eine Retention hier eine Einwirkung erfolgen kann. Ein unmittelbarer Einfluß auf die in den Wasserdepots vorhandenen Flüssigkeitsmengen kommt ihnen nicht zu.

Geschichtliches zur Leber-Nierenschädigung.

Funktionsstörungen bei bestimmten Formen von Lebererkrankungen haben schon geraume Zeit die Kliniker beschäftigt und sind seit langem bekannt. FRERICHS und MÖBIUS stellten vor 80 bzw. 70 Jahren bereits fest, daß es bei mäßigen Leberschädigungen zu einer vermehrten Diurese, bei schwereren Graden aber zu einer Oligurie und Anurie kommen kann. Diese ersten Beobachtungen scheinen dem klinischen Erfahrungsschatz dann aber wieder verlorengegangen oder längere Zeit wenig beachtet worden zu sein.

Von pathologisch-anatomischen Gesichtspunkten geleitet, wies 1887 AUFRECHT darauf hin, daß es sich bei der WEILschen Krankheit um eine „akute Parenchymatose“ handele, bei der neben anderen Organen besonders die Leber und die Niere gemeinsam von der schädigenden Noxe betroffen würden. Pathologisch-physiologische Untersuchungen bei einem Fall von infektiösem Ikterus führten 1900 CHAUFFARD zu den bemerkenswerten Feststellungen, daß es bei seinem Kranken zu einer erheblichen Steigerung der Urinmenge bis zu 6 Litern bei einer gleichzeitig erheblich gesteigerten Harnstoffausscheidung bis zu 146 g in 24 Stunden durch den Urin kam, während gleichzeitig eine verminderte Chlorausscheidung durch den Harn feststellbar war. Abweichungen der Harnstoffausscheidung bei Ikterischen gegenüber der Norm und trotz klinisch manifestem Ikterus eine fehlende oder nur vorübergehende Gallenfarbstoffausscheidung fanden GILBERT und LEREBOULLET 1901.

Die Beobachtungen über Leber- und Nierenfunktionsstörungen blieben aber schon bald nicht auf den infektiösen Ikterus beschränkt. CLAIRMONT und v. HA-

BERER machten 1911 darauf aufmerksam, daß es nach Gallensteinoperationen zu einer Anurie kommen kann; die von ihnen gefundenen degenerativen parenchymatösen Nierenveränderungen führten sie auf eine Schädigung durch den Eingriff und die Narkose zurück. Die vollständige Anurie fanden sie begleitet von einem Versiegen der Gallensekretion, die sie durch ein gleichzeitiges Sistieren der Leberfunktion bedingt ansahen. Über gleiche Beobachtungen berichtete wenig später STEINTHAL.

Ist es allen bisher wiedergegebenen Beobachtungen gemeinsam, daß man schon sehr bald einen ursächlichen Zusammenhang in der Leber und Niere treffenden Schädigung und ihren Funktionsstörungen sah, so ist es doch zu betonen, daß es RICHARDIÈRE schon 1890 war, der bei einem Kranken auf Grund der klinischen Beobachtungen und der bei der Obduktion von ihm erhobenen pathologisch-anatomischen Befunde diese sehr engen Zusammenhänge zusammenfaßte und von einer „akut verlaufenen Hepatonephritis“ sprach.

Ein gesteigertes Interesse brachte man diesem Krankheitsbild entgegen, als man während des Weltkrieges in vermehrtem Maße die WEILsche Krankheit zu beobachten Gelegenheit hatte, deren sichere Diagnose erst zu dieser Zeit nach der Entdeckung ihres Erregers durch INADA, IDO und fast gleichzeitig durch HÜBENER, REITER, UHLENHUTH und FROMME möglich war. Es waren fast ausschließlich französische Ärzte (u. a. MERKLEN, LIOUST, GARNIER, REILLY, AMEUILLE, TAPIE), die diese „Hepatonephritis“ sowohl in pathologisch-physiologischer Hinsicht als auch in ihrer mannigfaltigen klinischen Symptomatologie eingehender studierten und beschrieben.

Bis in die neueste Zeit hat man sich mit dem Problemen sehr eingehend beschäftigt, die die Klinik des hepatorenalen Symptomenkomplexes mit sich bringt. An vorwiegend kasuistischen Arbeiten und Teilfragen aus diesem Gebiet seien u. a. erwähnt FIESSINGER, PAGNIEZ und ESCALIER, GARNIER, WIDAL und MAY, RIVET; MERKLEN, BICART und ADNOT, ACHARD, HARVIER, MERKLEN und ANTONELLI, GAUJOUX und BRAHIC, CORNIL und VAGUE, CASTAIGNE, VARELA und RUBINO, HELWIG und SCHUTZ, OLMER und VAGUE. Eine zusammenfassende Schilderung der den hepatorenalen Symptomenkomplex betreffenden Fragen und klinischen Erscheinungen von DÉROT und DÉROT-PICQUET muß besonders hervorgehoben werden. Lange Zeit wandte man diesen Fragen in Deutschland keine besondere Aufmerksamkeit zu. Es sind erwähnenswert Beobachtungen von HOESCH, LEDERER und GEORGOPOULOS, vor allen Dingen aber die Arbeiten von NONNENBRUCH, dem wir auf Grund seiner eigenen Erfahrungen wertvolle Beobachtungen und durch Systematisierung der wesentlichsten Befunde eine Ordnung der verschiedenen Formen des hepatorenalen Symptomenkomplexes verdanken.

Zur Definition des Leber-Nierenschadens.

Es waren, wie bereits erwähnt, vorwiegend die anatomisch nachweisbaren Veränderungen, die neben der Klinik besonders bei den infektiösen Ikterusformen nachweisbar waren und die die Veranlassung zur Bezeichnung der „Hepatonephritis“ gaben. Als man dann aber erkannte, daß eine der wesentlichsten klinischen Veränderungen der unter dieser Bezeichnung laufenden Krankheitsbilder die Azotämie war, wurde von mancher Seite das größere Gewicht auf die

Veränderungen gelegt, die man als Ausdruck einer vorwiegend renalen Störung auffassen zu können glaubte (Merklen), so daß man die Bezeichnung „Néphrites aiguës avec ictère" deswegen auch für berechtigter ansah (Ameuille), weil man z. T. in diesen Fällen die pathologisch-anatomischen und histologischen Nierenveränderungen stärker als die Leberveränderungen ausgebildet fand. Im allgemeinen ist es so, daß, wenigstens soweit es die Weilsche Krankheit anbelangt, zu einer Zeit, wo der Tod an den Folgen der im Rahmen der durch die Leber-Nierenschäden auftretenden Funktionsausfälle dieser Organe auftritt, in der Leber degenerative Veränderungen überwiegen oder aber allein nachweisbar sind, während im Bereich der Nieren im allgemeinen entzündliche überwiegen, degenerative aber mehr oder weniger ausgesprochen mit vorhanden sind. Beachtet man weiterhin, daß zum mindesten bei diesen Verlaufsformen der Weilschen Krankheit das dramatisch-klinische Geschehen von der Leber weitgehend bestimmt war, so sind die pathologisch-anatomischen Leberbefunde im Gegensatz hierzu geradezu enttäuschend gering. Das Ausmaß der anatomischen Veränderungen geht den hochgradigen pathologisch-physiologischen Ausfällen also keineswegs parallel. Hinzu kommt, daß es Krankheitsbilder gibt, die in vivo Zeichen einer hochgradigen Funktionsstörung der Leber und Nieren boten, bei denen nun aber anatomisch entweder nur ganz geringgradige oder aber auch gar keine Nierenveränderungen nachzuweisen sind. Diese Feststellungen waren es, die Nonnenbruch veranlaßten, für diese Funktionsstörungen die Bezeichnung „hepatorenales Syndrom" zu wählen, eine Bezeichnung, die auch unseres Erachtens deswegen zu Recht besteht, weil sie nicht von pathologisch-anatomischen Voraussetzungen ausgeht, die nicht gegeben zu sein brauchen. Dieses hepatorenale Syndrom (h.r.S.) ist ein rein klinischer Begriff, der sich auf die dabei auftretenden pathologisch-physiologischen Veränderungen stützt, dem auch — bei der genaueren Besprechung der pathologisch-anatomischen Veränderungen wird noch darauf einzugehen sein — kein einheitliches anatomisches Substrat zugrunde liegt.

Definition des hepatorenalen Syndroms.

Wir verstehen unter dem h.r.S. funktionelle Störungen der Leber und der Nieren, die entweder durch eine beide Organe gleichzeitig treffende Noxe ausgelöst werden, oder aber durch eine schädigende Ursache wird zunächst die Leber allein oder vorwiegend allein betroffen derart, daß dadurch Funktionsstörungen ausgelöst werden, die ihrerseits wieder zu einer krankhaften Nierenfunktion Veranlassung geben. Die die Leber allein betreffenden Schäden müssen zu klinisch (und anatomisch) nachweisbaren Leberveränderungen führen. Die primäre Leberschädigung kann entweder durch pathologische Stoffwechselstörungen in der Leber selbst oder aber unvollkommene Entgiftung der normalerweise entstehenden Stoffwechselprodukte evtl. infolge des Fortfalles von Leberhormonen nephrotoxisch wirken. Wir schließen uns Nonnenbruch an, der alle doppelseitigen hämatogenen Nierenerkrankungen im Sinne Volhards nicht zum h.r.S. rechnet, wenn sie mit „Hämaturie, Ödem und Blutdrucksteigerung einhergehen, auch dann, wenn sie mit einer Leberstörung einhergehen". Es muß jedoch hervorgehoben werden, daß im Verlaufe eines h.r.S. es zu einer Entwicklung eines hochgradigen Nierenschadens kommen kann, der irreversibel ist, so daß trotz Rückgangs der Leberverände rung die Nierenfunktionsstörung so erheblich sein kann, daß sie jetzt allein das Bild beherrscht und unter Umständen den tödlichen Ausgang bedingt. Kommt es im Laufe eines bereits bestehenden Leberschadens infolge einer anderen Noxe zu einer Nierenschädigung, also beispielsweise bei einem Stauungsikterus infolge einer als Diureticum gegebenen Quecksilberinjektion zu einer Albuminurie, so ist dieses Bild natürlich nicht zum h.r.S. zu rechnen.

Ein h.r.S. hat also stets primäre Leber- oder Leber-Nierenschäden zur Voraussetzung. Es gehört unseres Erachtens das Auftreten von Ödemen nicht zum h.r.S.; diese Veränderungen finden sich eigentlich nur bei den Fällen, bei denen das Grundleiden an sich mit einer Wasserretention einhergeht, wie z. B. Herzinsuffizienzen mit Stauungsorganen und Ödemen oder aber, wo dem Bilde des h.r.S. mehr und mehr das der Niereninsuffizienz folgt, wenn auch zugegeben ist, daß gerade im letzteren Falle die Übergänge fließend sind, so daß eine scharfe Trennung unmöglich ist, wo der h.r.S. nun aufhört und der Zeitpunkt der reinen Niereninsuffizienz beginnt.

Einteilung des hepatorenalen Syndroms.

a) Nach klinischen Gesichtspunkten (DÉROT).

Eine Unterteilung des h.r.S. nach anatomischen Gesichtspunkten ist nicht möglich, weil es keine pathologisch-anatomischen Befunde gibt, die nur dem h.r.S. zukommen und etwa nur im Verlaufe der dabei zu beobachtenden physiologischen Veränderungen auftreten. Von rein klinischen Befunden läßt sich DÉROT leiten, wenn er zu den Hauptsymptomen die Leber-Gallenveränderungen, die Nieren- und Urinveränderungen, die hämorrhagische Diathese und ihre Folgen sowie die neurologischen Veränderungen rechnet, während er zu den Nebenerscheinungen Magen-Darmstörungen, allgemeine körperliche Veränderungen, kardiovasculäre Störungen und das Auftreten von Ödemen zählt.

b) Auf Grund blutchemischer Veränderungen (NONNENBRUCH).

Die bisherigen Einteilungsversuche kranken also daran, daß eine Reihe von Veränderungen, die den h.r.S. sehr wohl zu charakterisieren vermögen, verquickt wurden mit klinischen Erscheinungsformen und Verlaufsarten, die auch sonst bei reinen, voneinander unabhängigen Leber- und Nierenerkrankungen auftreten und die sich nicht nur beim h.r.S. finden. Auf diese Weise ist eine Unterscheidung und Unterteilung schwerlich durchführbar. Es ist daher die NONNENBRUCHsche systematische Einteilung, die von den beim h.r.S. auftretenden Störungen des Eiweißstoffwechsels ausgeht, nur zu begrüßen.

Man unterscheidet im Blut den im Eiweiß befindlichen Stickstoff von dem nach der Fällung des Eiweißes noch verbleibenden Rest an Stickstoff, der sich aus dem Harnstoff und Aminosäuren, Harnsäure, Kreatin, Kreatinin zusammensetzt. Bei den normalen Reststickstoffwerten von 20—40 mg% besteht etwa die Hälfte aus Harnstoff, die andere Hälfte setzt sich aus dem Residualstickstoff zusammen. Unter dem Begriff des Residual-N versteht man die Stickstoffanteile, die sich in den Aminosäuren, der Harnsäure und dem Kreatin finden. Es kann zu einer Steigerung des Rest-N kommen, bei dem sich nur der Harnstoffanteil vermehrt findet, ebenso wie es allein zu einer Vermehrung des Residual-N kommen kann, auf der dann die Steigerung des Rest-N beruhen kann, und schließlich kann die Steigerung des Rest-N auf einer Erhöhung beider Faktoren, nämlich des Harnstoffs und des Residual-N, beruhen.

So unterscheidet NONNENBRUCH:

	Harnstoff	Residualstickstoff
Azotämie I	erhöht	normal
Azotämie II	vermindert	erhöht
Azotämie III	erhöht	erhöht

wobei man unter einer Azotämie eine Vermehrung des Reststickstoffs versteht.

Eine Azotämie I nach NONNENBRUCH findet sich in erster Linie bei einer Niereninsuffizienz, bei der es zu einer ungenügenden Ausscheidung des normal gebildeten Harnstoffs kommt (Retentionsurämie). Sie kann aber auch beobachtet werden, wenn bei an sich intakter Nierenfunktion es zu einer erheblichen Verminderung der Flüssigkeitsausscheidung kommt, so daß deswegen der in normaler Menge gebildete Harnstoff nicht eliminiert werden kann (NONNENBRUCH). Wir sahen schließlich eine solche Azotämie I zustande kommen, wenn bei ausreichenden oder sogar überschießenden Harnstoffmengen der Niere eine anomale Harnstoffbildung im Körper vorhanden war, die das normale Ausmaß bei weitem überschritt (Produktionsurämie).

Die Azotämie II, die durch einen Anstieg des Rest-N auf Grund einer Vermehrung des Residualstickstoffs charakterisiert ist, findet sich dann, wenn gleichzeitig auch andere Erscheinungen einer Leberinsuffizienz nachweisbar sind. Man findet sie daher auch meist in den Fällen von akuter gelber Leberatrophie; im Terminalstadium dieser Erkrankung sieht man daher oft auch sehr hohe Werte einer solchen Residualstickstoffvermehrung. Wir haben dabei feststellen können, daß zu Beginn der deutlicheren Insuffizienzerscheinungen sich die Harnstoffwerte noch in den Grenzen der Norm halten, mit Zunahme der Leberschädigung und damit in allgemeiner Hand in Hand gehender Abnahme des funktionierenden Lebergewebes geht der Verlust des Harnstoffbildungsvermögens der Leber, der dann in der Abnahme der Harnstoffwerte seinen Ausdruck findet.

Die Azotämie III, bei der die gleichzeitige Harnstoff- und Residualstickstoffvermehrung die Erhöhung des Rest-N ausmacht, findet sich besonders in den Fällen, in denen trophische Störungen der Leber vorliegen, also besonders bei Herzinsuffizienzen, bei denen diese Form häufiger zu beobachten ist, wenn auch seltener die Azotämie II und I dabei anzutreffen sind. Man findet diese Form aber auch bei den Fällen von primärer Leberschädigung, bei denen immerhin noch ausreichend funktionstüchtiges Lebergewebe vorhanden ist, so vor allen Dingen bei in die Leber metastasierenden Carcinomen und primären Lebercarcinomen, aber auch in Fällen von subakuter oder chronischer gelber Leberatrophie; sie kann sich auch im Terminalstadium nephrogen bedingter Azotämien I finden.

Das h.r.S. sehen wir praktisch bei allen Erkrankungen zustande kommen, die an sich mit einer Leberschädigung einhergehen. Es kann sein, daß das h.r.S. zu einer Zeit schon vorhanden ist, zu der klinisch noch gröbere Leberschäden, wie der Ikterus, fehlen können. Es lassen sich dann aber schon andere funktionelle Leberschäden nachweisen, die wir durch Belastungs- oder andere Funktionsproben der Leber schon zu fassen vermögen. Darauf hinzuweisen erscheint deswegen notwendig, weil in diesem Initialstadium das Auftreten des h.r.S. vielleicht diagnostische Schlüsse erlaubt, sicher aber wesentliche therapeutische Maßnahmen frühzeitig zu treffen gestattet. In Anlehnung an DÉROT und NONNENBRUCH und auf Grund anderer Literaturangaben können wir unterscheiden zwischen primären Lebererkrankungen und solchen, die sekundär eine Erkrankung der Leber zur Folge haben. Nach ätiologischen Gesichtspunkten können wir nach infektiös-toxischen und chemisch-toxischen Gesichtspunkten unterteilen. Es ist jedoch hervorzuheben, daß auch bei den primären Lebererkrankungen toxische Schäden eine Rolle spielen können. Wir können demnach zu den primär und sekundär zu Leberschäden führenden Krankheiten rechnen das in die Leber metastasierende und das primäre Lebercarcinom, die Leberlues, die Lebercirrhose, die Stauungsleber, den Icterus catarrhalis, die Leberatrophie mit ihren akuten, subakuten und chronischen Verlaufsformen, die Stauungsleber und die im Bereich der Gallenwege sich abspielenden und auf die Leber übergreifenden entzündlichen Prozesse.

Leber-Nierengifte, nach deren Einwirkung das hepatorenale Syndrom beobachtet wurde.

Ätiologisch kommen in Betracht:

1. Infektiös-toxische Erkrankungen.

Die durch Leptospiren hervorgerufenen Krankheiten, nämlich die WEILsche Krankheit, Canicola-Infektionen, das Feldfieber, das japanische Herbstfieber, das von italienischer Seite beschriebene Reisfelderfieber, die vermutlich durch ein Virus hervorgerufene Hepatitis epidemica, das Gelbfieber, die Psittakose das Denguefieber, das Rückfallfieber (Febris recurrens), die Lues, Tuberkulose, Lymphogranulomatose sowie die Sepsisfälle, die zu einer Leberschädigung führen, die durch Streptokokken, Pneumokokken, Bact. coli, Staphylokokken, das PFEIFFERsche Influenzabacterium und das Bact. perfringens hervorgerufen werden. Wir sahen bei der durch Tuberkelbakterien bedingten Sepsis, der Typhobacillose Landouzy, den h.r.S. zustande kommen; er wurde weiterhin beobachtet bei der Pneumonie, dem Typhus und dem Paratyphus.

2. Chemisch-toxische Schäden.

a) Phosphor, Quecksilber, Gold, Blei, Arsen.

b) Tetrachloräthan, Tetrachlorkohlenstoff, Amylnitrit, Atophan, Apiol, Trypaflavin, Pikrinsäure, Dinitrobenzol, Resorcin, Pyrocatechine, Avertine, Uransalze.

c) Pilze: Amanita phalloides, Helvella esculenta, Amanita muscaria, Amanita pantherina, Boletus pachypus u. a.

Wir haben seit dem Jahre 1934 den im Verlaufe von Leberschäden auftretenden Veränderungen unser besonderes Interesse entgegengebracht. Wir werden in den später zu besprechenden Urämieformen bei der WEILschen Krankheit eingehender auf die pathologisch-physiologischen Veränderungen einzugehen haben, möchten aber andere hepatorenale Störungen, die wir bei der durch die

Leptospira icterogenes bedingten Krankheit nicht zu sehen Gelegenheit hatten, hier vorwegnehmen. Da sich das Wesentliche an Hand von Beispielen am besten demonstrieren läßt, wählen wir von unserem Beobachtungsmaterial je einen der typischen Fälle aus.

Die Azotämie II als Ausdruck der Leberinsuffizienz.

Fall 1. Die 31 Jahre alte Patientin St. C. gab an, daß ihr 1921 die Tonsillen entfernt worden seien. 1935 hatte sie eine „Blutvergiftung" an der rechten Hand; es wurde deswegen eine Incision gemacht. Während der letzten Jahre war sie wegen ihrer Nervosität in ärztlicher Behandlung und nahm meist Brompräparate. Seit August 1937 bemerkte die Patientin im Liegen und auch während des Schlafes ein Zucken im Kopf; sie konnte während dieser Anfälle nicht sprechen und sich nicht bewegen. Nach kurzer Zeit gingen diese Anfälle wieder vorüber; insgesamt sind sie etwa 4—5 mal aufgetreten. 1937 hatte die Patientin einen Partus (Zangengeburt). — Etwa einen Monat vor der Aufnahme badete die Patientin in der Elbe. Am 14. 7. 39 trat ein Schüttelfrost auf, gleichzeitig stellten sich Rücken- und Gliederschmerzen ein. Am nächsten Tage suchte sie einen Arzt auf, der einen Gelenkrheumatismus annahm. Die Beschwerden waren so erheblich, daß sie bettlägerig wurde. Die Temperatur wurde während der ganzen Zeit ihres Krankseins zu Hause nicht gemessen. Wegen ihrer Beschwerden bekam die Patientin Brom, Tct. Valeriana, Acid. acetylobarbituricum, Gelonida antineuralgica und schließlich auch Strophanthin. Am 19. 7. 39 stellte sich ein Ikterus ein; deswegen wurde sie am 20. 7. 39 der Klinik überwiesen.

Bei der körperlichen Untersuchung fand sich ein mäßiger Ikterus. Die Leber überragte den unteren Rippenbogen um etwa zwei Querfinger. Die Milz war nicht nachweisbar vergrößert. Sonst waren bei der körperlichen Untersuchung keine krankhaften Befunde zu erheben. Bei der Aufnahme bestanden Temperaturen von 39,5°, der Blutdruck betrug 135/85 mm Hg nach RIVA-ROCCI, Leukocyten 5000. Blutsenkung 5 mm nach einer und 20 mm nach 2 Stunden. Im Urin waren Gallenfarbstoffe nachweisbar, die Eiweißprobe ergab eine Trübung. Im Urinsediment fanden sich Erythrocyten ++, Leukocyten +.

Verlauf. Es wurde zunächst auf Grund der anamnestischen Daten und auf Grund der Befunde an eine WEILsche Krankheit gedacht; die Patientin erhielt deswegen auch WEIL-Serum. Die am 24. 7. 39 mit dem Blut angestellte WEIL-Komplement-Bindung war aber negativ, und es konnten auch bei wiederholter Untersuchung des Sedimentes im Dunkelfeld keine Leptospiren nachgewiesen werden. Am 25. 7. 39 (10. Krankheitstag) fiel auf, daß die vorher deutlich den Rippenbogen überragende Leber nicht mehr tastbar und auch perkutorisch verkleinert war. Im Urin wurde Tyrosin chemisch nachgewiesen. Vom 24. 7. ab waren die Temperaturen auf subfebrile Werte abgesunken. Es war eine deutliche Zunahme des Ikterus feststellbar. Im Urinsediment fanden sich immer noch Erythrocyten etwa in der gleichen Menge wie am Tage der Aufnahme. Es bestand kein Zweifel mehr daran, daß es sich um eine akute gelbe Leberatrophie handelte, wenn auch die Ursache dieses Krankheitsgeschehens nicht zu eruieren war. Am 26. 7. 39 trat plötzlich ein psychotisches Bild auf. Gegen Abend war die Patientin wieder zeitweilig ansprechbarer. Am 27. 7. 39 kam es zu einem Temperaturanstieg bis zu 40,5°, die Patientin war schon morgens komatös gewesen, und es erfolgte am Abend um 21 Uhr der Exitus letalis im tiefen Coma hepaticum. Die Wasserzufuhr, Urinausscheidung und Befunde der chemischen Blutuntersuchung sind aus der folgenden Tabelle ersichtlich.

Datum	Flüssigkeitsaufnahme ccm	Urinmenge ccm	Spez. Gewicht	Bilirubin mg%	Blutzucker mg%	Rest-N %	$\overset{+}{U}$-N %	$\overset{-}{U}$-N %	NaCl mg%	Cholesterin	Indican	Xanthoprotein
22. 7.	900	820	1018	—	—	—	—	—	—	—	—	—
23. 7.	800	800	1018	—	—	—	—	—	—	—	—	—
24. 7.	1400	900	1023	17,2	—	0,031	0,014	0,017	590	—	Ø	78
25. 7.	1350	350	1021	19,3	71	0,036	0,011	0,025	580	—	Ø	66
26. 7.	600	20	—	—	—	—	—	—	—	—	—	—
27. 7.	550 (i.v.)	160	1015	19,3	89	0,052	0,009	0,043	—	137	Ø	144

Obduktionsbefund des hiesigen Pathologischen Instituts (Direktor: Prof. Dr. FAHR). Anatomische Diagnose: Akute gelbe Leberatrophie. Erheblicher Ikterus, Leichenveränderungen. Lebergewicht 810 g. Grobfleckige Epikardblutungen. Etwas schlaffes Myokard. Erweiterung der rechten Herzkammer. Fragliche Herzmuskelverfettung. Allgemein keine nennenswerte Arteriosklerose. Stark hyperämische, etwas ödematöse Lungen. Akute gelbe Leberatrophie. Eingedickte Galle in der Gallenblase. Gallefreie Gallengänge. Etwas geschwollene Nierenrinde. Nierenbeckenschleimhautblutungen. Kleine Uteruskorpusschleimhautblutung. Trübe, lipoidarme Nebennierenrinde. Kolloidkropf mäßigen Grades.

Histologische Befunde. Leber: Akute gelbe Leberatrophie mit ausgedehnter Leberzellnekrose, kleinen Blutungen, geringer Verfettung. Niere: Erhebliche diffuse Verfettung der Hauptstückepithelien. Herz- und Skeletmuskel o. B.

In diesem Fall entwickelte sich fast unter unseren Augen das Bild einer akuten gelben Leberatrophie, der die Patientin im Verlauf einer Woche erlag. Es kam zu einer Störung des Wasserhaushaltes, die sich in einer Oligurie manifestierte. Blutzucker- und Kochsalzwerte lagen noch im Bereich der Norm. Bei zunächst noch normalem Rest-N ergab die genauere Untersuchung aber schon eine deutliche Steigerung des Residualstickstoffes $(\overset{-}{\mathrm{U}} - \mathrm{N})$, während die Harnstoffwerte noch annähernd normal waren. Der akute Verlauf der Krankheit erklärt auch, daß es sehr bald schon zu einem ausgeprägten Coma hepaticum kam, das von einem weiteren Anstieg der Residualstickstoff- und einem gleichzeitigen Abfall der Harnstoffwerte $(\overset{+}{\mathrm{U}} - \mathrm{N})$ begleitet war. Die Xanthoproteinwerte stiegen erheblich an, wie wir überhaupt gelegentlich sehr hohe Xanthoproteinwerte bei der akuten gelben Leberatrophie fanden, eine Beobachtung, auf die schon BECHER hinwies. Die Kochsalzwerte blieben normal. Der konstante Erythrocytenbefund im Urinsediment ist auf Grund des Obduktionsbefundes nicht als ein Ausdruck der Nierenveränderung, sondern als eine Folge der infolge der hämorrhagischen Diathese aufgetretenen Nierenbeckenblutung anzusehen. Das Krankheitsbild gleicht nahezu dem der experimentellen Leberexstirpation, bei dem MANN und MAGATH ein Absinken der Harnstoffwerte, aber einen erheblichen Anstieg der Aminosäurewerte fanden. Es handelt sich um ein typisches Beispiel einer Azotämie II der NONNENBRUCHschen Einteilung.

Harnstoff- und Residualstickstoffvermehrung im Verlauf von Leberschäden (Azotämie III).

Fall 2. Die 42 Jahre alte Patientin A. K. gab an, daß in ihrer Familie keine besonderen Krankheiten vorgekommen seien. Sie hatte einen Partus gehabt.

1921 wegen einer rechtsseitigen Eierstockentzündung Entfernung des Ovars. 1929 Krankenhausbehandlung wegen einer „Blutvergiftung", die von einer Zehe des rechten Fußes ihren Ausgang nahm. Seit 1935 hat die Patientin zeitweilig kolikartige Schmerzen im rechten Oberbauch, die zum Rücken hin ausstrahlten. Während dieser Koliken kam es zu Erbrechen von schaumig-schleimigen Massen. Eine Gelbsucht soll nie bestanden haben. Der Stuhl war nie entfärbt. — Seit Mitte August 1938 fühlte die Patientin sich matt und elend und war unlustig zur Arbeit. Am 8. 9. 38 bekam sie plötzlich einen Schüttelfrost mit Temperaturen bis 39,7°. Sie klagte über sehr heftige Kopfschmerzen, es bestand eine Obstipation. Seit dem 10. 9. 38 ist die Haut leicht gerötet. Die Menses sind seit einem Jahr unregelmäßig; sie treten alle 2—3 Wochen auf und dauern 3—4 Tage an.

Am 15. 9. 38 Aufnahme in der Klinik. Befund: Patientin in einem reduzierten Allgemein- und Ernährungszustand. Sie macht einen schwerkranken Eindruck. Die Haut ist besonders am Stamm gerötet, es finden sich reichlich Roseolen. Am Halse findet sich in der rechten Supraclaviculargrube eine etwa bohnengroße Drüse, die stark druckempfindlich ist. Eine etwa erbsengroße Drüse findet sich am rechten Rand der Schilddrüse, ebenfalls druckempfindlich. Die Leber ist um zwei Querfinger vergrößert, stark druckempfindlich. Auch die Gallenblasengegend ist schmerzempfindlich. Nierenlager beiderseits o. B.

Bei der Aufnahme findet sich eine Temperatur von 40,2°. Blutbild: Leukocyten 5400, Stabkernige 3%, Segmentkernige 63%, Lymphocyten 32%, Monocyten 2%, starke toxische Granulierung. Rotes Blutbild nicht verändert. Blutsenkung 32 mm nach einer und 71 mm nach 2 Stunden. WASSERMANNsche Reaktion negativ. RR. 105/60 mm Hg. Im Urinsediment sind keine krankhaften Bestandteile nachweisbar, die Eiweißprobe ist negativ, auch die Diazoprobe. Die Probe auf Urobilinogen ist positiv. Im Blut, Urin und Stuhl sind, auch bei später wiederholter Untersuchung, keine pathogenen Keime nachweisbar. Lungenröntgenbefund: Zwerchfelle o. B. Fleckige Hili. Im rechten Oberfeld eine zarte Fleckzeichnung. Etwas vermehrte Streifenzeichnung im medialen rechten Oberfeld. Sonst Lungenfelder gut lufthaltig. Herz und Gefäßband o. B. Urteil: Rechtes Oberfeld unsauber.

Verlauf. Es bestanden auch in der Folgezeit Temperaturen vom remittierenden Typ. Bis zum 18. 9. 38 sind die bei der Aufnahme nachweisbaren Hautveränderungen wieder geschwunden. Dauernd Klagen über heftige Kopfschmerzen. Am 22. 9. 38 treten wieder roseolenartige Veränderungen an der Bauchhaut auf. Gegen Abend wird die Patientin subikterisch, am nächsten Morgen ist ein deutlicher Ikterus vorhanden. Bilirubin im Serum 2,6 mg%. Die GRUBER-WIDALsche Reaktion ist auch bei Kontrolle negativ auf Typhus, Paratyphus und Bang. Vom 23. 9. 38 ab kommt es zu einer Abnahme der Leukocyten bis 1800, dabei schwinden die Granulocyten mehr und mehr (12% am 26. 9. 38), während gleichzeitig Temperaturen von über 40° bestehen. Am 25. 9. 38 ist die Patientin schwer besinnlich, am 26. 9. 38 wird sie zunehmend komatös, und am 27. 9. 38 erfolgt um 0,30 Uhr der Exitus letalis.

Die chemischen Blut- und Urinuntersuchungen sind aus der folgenden Tabelle ersichtlich, bei der nur die Untersuchungsergebnisse vom 23. bis 26. 9. 38 berücksichtigt sind.

Datum	Urinmenge ccm	Spez. Gewicht	Gesamt-N im Urin g	NaCl im Urin %	Rest-N g%	$\overset{+}{\text{U}}$-N %	$\overset{-}{\text{U}}$-N %	Blutzucker	NaCl mg%	Xanthoprotein	Indican	Bilirubin mg%
23. 9.	150			0,03	0,100				562			2,6
24. 9.	600	1015		0,05								
25. 9.	2400	1012	18,24									
26. 9.			2,77	0,02	0,100	0,051 = 112 mg% Harnstoff	0,049	129	597	47	neg.	

Obduktionsbefund des hiesigen Pathologischen Instituts. Agranulocytose. Verkäsende Drüsentuberkulose. Geringer Ikterus. Hochgradige Fäulnis. Verkäsung der Lungenhilus- und paratrachealen Lymphknoten. Schwellung der periportalen Lymphknoten. Stauungsmilz. Kaum nennenswerte allgemeine Arteriosklerose. Kleine Thromben in den Venen des linken Parametriums. Lungenödem und Hypostase. Ausgedehnte oberflächliche Nekrosen am Zungengrund, Epiglottis und Sinus piriformis. Nekrosen am Anus. Talergroßes Infiltrat am Anfangsteil des unteren Dünndarms. Perihepatische Verwachsungen. Verwachsungen im kleinen Becken. Zustand nach lange zurückliegender Entfernung der linken Adnexe. Adenom im rechten Schilddrüsenlappen. Alte Narbe an der Schamhaargrenze.

Histologische Befunde. Tuberkelbakteriensepsis. Toxische Schädigung der Leukopoese. Weicher Gaumen: Flächenhaft ausgedehnte bakterienreiche Nekrosen mit sehr spärlicher zelliger Reaktion, fast völliges Fehlen der oxydasepositiven Zellen. Leber: Zerfall und Verfettung der Leberzellen an der Läppchenperipherie. Viele knötchenförmige Nekroseherde mit vielen Tuberkelbakterien, oftmals mit stärkerer Blutung. Oxydasepositive Zellen ganz spärlich. Lymphknoten: Ausgedehnte Nekrosen mit massenhaft Ansammlungen von Tuberkelbakterien. Vielfach erhebliche Aktivierung von Makrophagen. Darmgeschwulst: Alle Schichten der Darmwand durchsetzende, aus verschiedenen chromatinreichen spindeligen Zellen und vereinzelten Riesenzellen vom STERNBERGschen Typ bestehende Geschwulst, wahrscheinlich als Sarkom anzusprechen.

Es handelte sich hier um eine Tuberkelbakteriensepsis, bei der der Sepsisherd auch bei der Obduktion nicht sicher nachgewiesen werden konnte. Es ist aber wahrscheinlich, daß es von einem der verkästen Lymphknoten aus zu einer Einschwemmung in das Blut gekommen ist. Die eigenartige, zu Einschmelzungen führende Form dieser Sepsis, bei der es nicht zu einer eigentlichen Tuberkelbildung kommt, ist wegen ihres typhusartigen Verlaufs als Typhobacillose Landouzy bekannt. Die Meinungen gehen bei dieser Sepsisform darüber auseinander, ob eine anergische oder eine hyperergische Reaktionsphase des Körpers zu diesem Bilde der tuberkulösen Sepsis führt. Die Art der Leberveränderungen erklärt in unserem Falle den Ikterus; auf die Leberschädigung ist auch der Anstieg des Residualstickstoffs zurückzuführen. GARNIER hat diese Erscheinungsform der Leberschädigung, wo es zu einer Residual-N- und einer Harnstoffverminderung kommt, als „dissoziierte Insuffizienz" bezeichnet. Eine Nierenschädigung war in vivo nicht nachweisbar; sie scheint auch in tabula nicht in erheblichem Maße vorgelegen zu haben, da eine histologische Untersuchung nicht vorgenommen wurde. Die Nierenfunktion war auch klinisch gut, wie die gute Stickstoffausfuhr es am Tage vor dem Tode noch beweist; diese Stickstoffausfuhr ist sogar überschießend, da die Patientin während dieser Zeit nur Säfte zugeführt bekam, so daß eine wesentliche Eiweißzufuhr nicht erfolgte. Da die ausgeschiedene Stickstoffmenge nicht aus der Nahrung stammen kann, muß sie aus einem vermehrten Eiweißzerfall im Körper herrühren.

Die Formen der Stickstoffsteigerungen im Verlaufe der WEILschen Krankheit.

Bei der 1886 von WEIL beschriebenen und nach ihm benannten Krankheit handelt es sich um eine durch die Leptospira icterogenes bedingte Erkrankung. Nach einer Inkubationszeit von 7—10 Tagen (SCHITTENHELM), die gelegentlich aber auch bis zu 4 Wochen betragen kann (eigene Beobachtung), kommt es meist aus wenig oder gar nicht beeinträchtigter Gesundheit plötzlich zu einem Schüttelfrost und anschließendem hohen Fieberanstieg. Dieser akute Beginn ist durch den plötzlichen Einbruch der Erreger in die Blutbahn bedingt, da sich die Leptospiren von diesem Zeitpunkt ab bis zum Auftreten des Ikterus um den 5. Krankheitstag im kreisenden Blut nachweisen lassen. Es kommt während dieser Zeit zu einer Ansiedlung der Erreger besonders in der Leber und Niere und sehr oft auch in den Meningen, meist aber auch in der Skelet- und Herzmuskulatur (DRÄGERT, MOLLARET und FERROIR, MARCHAL, SOULIÉ und ROY). Mit Beginn des Ikterus lassen sich die Leptospiren nicht mehr im strömenden Blut nachweisen, und sehr bald schon schwinden sie auch an den anderen Ansiedlungsstellen (KANEKO). Sah man lange Zeit die mit einem Ikterus einhergehende Erkrankungsform als einzigen Ausdruck der WEILschen Krankheit an, so wissen wir heute doch, daß es auch meningeale Verlaufsformen ohne Ikterus gibt, die ebenfalls als eine Folge der Infektion mit der Leptospira icterogenes aufzufassen sind (u. a. TROISIER und BOQUIEN, DAVIDSON und SMITH, MARIE und GABRIEL, GUILLAIN und LEREBOULLET, KRAMER, BINGEL, MÜLLER, DEMME, DOHMEN). Gerade diese Fälle sind deswegen besonders interessant, weil sie Schlüsse auf die durch die Leber bedingten Störungen bei den mit Ikterus verlaufenden Krankheitsbildern zulassen. Bei den 10 von uns beschriebenen Fällen, die das Bild einer Meningitis ohne Ikterus geboten hatten, ließen sich bei einem keine Veränderungen nachweisen, die auf eine Nierenschädigung hätten schließen lassen, bei allen anderen fand sich eine Albuminurie und ein pathologischer Sedimentbefund mit Erythrocyten und granulierten und hyalinen Zylindern. Bei keinem dieser Fälle fanden wir aber eine Steigerung des Reststickstoffs. Auch im Schrifttum finden sich nur außerordentlich spärliche Angaben über einen Harnstoffanstieg im Blut bei fehlendem Ikterus. Über einen solchen Fall berichten Troisier, Bariéty und Macrez, wo es bei einem ihrer Fälle zu einem Rest-N-Anstieg auf 52 mg% kam. Ein weiterer Fall, der wohl hierher gehört, wird von Caroli beschrieben, der eine Rest-N-Steigerung von 107 mg% aufwies. Einer der von Kourilsky und Mamou mitgeteilten Fälle mit einer Rest-N-Steigerung von 75 mg% ist dieser Gruppe wohl zuzuzählen, während ein weiterer Fall, der einen Restharnstoff von 65 mg% aufwies, aber eine „leicht gelbliche Verfärbung" zeigte, nicht ohne weiteres zu den ohne Ikterus verlaufenden Weilschen Erkrankungen gezählt werden kann. Zwei weitere, von Cain, Cattan und Bensaude geschilderte Fälle sind deswegen nicht unter die anikterischen Verlaufsformen zu rechnen, weil sie den ersten Fall ihrer Beobachtung am 11. Krankheitstage erst zu sehen bekamen, während sie bei einem zweiten Fall, den sie als einen ohne Ikterus mit einer Rest-N-Steigerung verlaufenden Fall schildern, die leichte ikterische Verfärbung der Skleren beschreiben. Geringe Ikterusformen sind sehr leicht zu übersehen; nimmt man regelmäßige Bilirubinbestimmungen vor, so ist man oft erstaunt, wenn man feststellen muß, daß auch mäßige Erhöhungen des Bilirubinspiegels bis 2,0 mg% keine klinisch manifesten Veränderungen der Haut und Skleren zu machen brauchen. Die Faustregel: „Ohne Ikterus stirbt kein Weil-Kranker" (Davidson und Smith) hat schon ihren Wert, wenn Ausnahmen auch vorkommen, aber doch immerhin selten sind (Tod an den Folgen von Herzmuskelschädigung, Kreislaufkollaps und infolge großer Blutungen auf Grund der hämorrhagischen Diathese, die sich im Verlaufe des Ikterus einstellen kann). Sicher ist jedenfalls, daß kein Mensch, der an einer Weilschen Krankheit leidet, an einer Urämie stirbt, wenn kein Ikterus besteht; wir selbst haben keinen derartigen Fall beobachten können, und uns ist auch kein solcher Fall aus dem Schrifttum bekannt. Dabei ist die Urämie wohl die häufigste Todesursache bei einer Krankheit, die immerhin eine recht hohe Letalität aufweist (Walch-Sorgdrager bei einer Zusammenstellung von 370 Fällen 11,9%, Hegler 25% bei 77 Fällen, die 1926—1933 in Hamburg beobachtet wurden). Die nahen Beziehungen, die zwischen der mit einem Ikterus einhergehenden Krankheitsform und dem Auftreten von Wasserhaushaltsstörungen und Eiweißstoffwechselveränderungen bestehen, sowie die Tatsache, daß gerade von der Schwere der Leberveränderung der günstigste oder ungünstigste Verlauf der Krankheit in recht wesentlichem Maße abhängt, beweist eine weitere statistische Zusammenstellung über die Weilsche Krankheit Walch-Sorgdragers:

Unter 123 Weil-Erkrankungen, die mit einem Ikterus einhergingen, boten 13, das sind 11%, keine Anzeichen einer Nephritis, während von 109 Fällen ohne Ikterus 29 oder 25% keine Veränderungen im Sinne einer Nephritis zeigten. Daß die Nierenveränderungen, die im Laufe der mit einem Ikterus einhergehenden Erkrankungen schwerer sind, beweist eine andere Erscheinungsform, nämlich die Oligurie. So boten von 106 Ikteruskranken 38 (= 35%) die Anzeichen einer Oligurie (10 von diesen hatten eine Anurie). Von 34 Todesfällen dieser Gruppe hatten 29 eine Oligurie (davon 10 eine Anurie). Von den 95 Kranken ohne Ikterus hatten lediglich 5 (etwa 5%) eine Oligurie, *keiner aber eine Anurie.* Nach dem gleichen Autor zeigte sich auch eine weitgehende Übereinstimmung zwischen den obigen Resultaten und der Höhe des Blutharnstoffes: Bei 19 tödlich verlaufenen Fällen fand sich ein Blutharnstoffgehalt zwischen 200 und 600 mg%. Bei den 17 ikterischen Fällen, bei denen die Harnstofferhöhung zurückging, lag der Blutharnstoffwert zwischen 30 und 360 mg%. (Diese Zahl schwankte je nach dem Tage, wo die ersten Untersuchungen vorgenommen werden konnten, und war abhängig davon, ob eine Oligurie vorhanden war oder nicht.) Von den 13 Fällen ohne Ikterus hatte lediglich einer einen Blutharnstoffwert von 130 mg%, bei allen anderen lag er unter 100 mg%.

Es bliebe noch zu erwähnen, daß es neben der Leptospira icterogenes andere Leptospirenarten gibt, die ebenfalls Krankheitsbilder hervorzurufen vermögen, die sich im allgemeinen durch ihren Verlauf und die Art und Häufigkeit ihrer Komplikationen von der WEILschen Krankheit unterscheiden, die aber doch mit dem klinischen Bilde der WEILschen Krankheit das gemein haben, daß auch bei diesen hepatorenale Störungen auftreten können. Abgesehen von einigen in den Tropen auftretenden Leptospireninfektionen, die zum Teil auch klinisch zu wenig erforscht sind, seien hier das Feldfieber genannt, über das RIMPAU jüngst eine zusammenfassende Studie veröffentlichte, das japanische Herbstfieber (KANEKO, KOTORII, AOKI, MORIMOTO). Interessant ist es, daß die beim Hunde die Stuttgarter Hundeseuche bedingende Leptospira canicola auch beim Tier zu schweren Leber-Nierenschädigungen führt (WIRTH). Gelegentlich kommt es auch zu einer Übertragung dieser Leptospiren auf den Menschen (SCHÜFFNER und WALCH-SORGDRAGER, TETZNER).

HEGLER betont 1934, daß er des öfteren Urämieformen bei der WEILschen Krankheit gesehen habe, die durch einen Kochsalzmangel bedingt waren. Er hebt aber hervor, daß der Chlormangel nicht das einzige Moment bei manchen Formen der Urämie im Verlaufe der WEILschen Krankheit sein könne, da es Krankheitsbilder gebe, denen diese Chloropenie fehle und die bei an sich guter Nierenfunktion bezüglich der Wasserausscheidung doch urämisch würden, und glaubt, daß diese Verlaufsformen von den durch die Leber bedingten Schädigungen abhängig seien.

Genauere Analysen der mit einer Reststickstoffsteigerung einhergehenden Erkrankungsformen der WEILschen Krankheit sowie chemische Untersuchungen des Blutes und des Urins, über die wir 1937 schon kurz berichteten, ermöglichen es, drei verschiedene Urämieformen zu unterscheiden, die im Verlaufe einer WEILschen Krankheit auftreten können, nämlich:

1. die hypochlorämische Urämie; 2. die vorwiegende Produktionsurämie; 3. die vorwiegende Retentionsurämie.

1. Die hypochlorämische Azotämie und Urämie.

Als Beispiel für die hypochlorämische Urämie mag folgender Fall angeführt werden:

Fall 3. Der 34 Jahre alte Kaufmann F. M. gab an, als Kind Masern gehabt zu haben. 1916 und 1918 hatte der Patient je eine Woche hohes Fieber gehabt, kann aber nicht mehr angeben, worum es sich damals gehandelt hat. 1923 wurde bei ihm ein Magengeschwür festgestellt; er mußte Diät einhalten. Wegen der gleichen Beschwerden machte er 1925 und 1931 eine Ulcusdiät durch.

Am 24. 6. 34 hatte der Patient in der Elbe zum letzten Male gebadet. Eine andere Möglichkeit einer späteren Leptospireninfektion bestand nicht. Am 26. 7. 34 erkrankte er plötzlich mit einem Schüttelfrost, die Körpertemperatur stieg danach auf 39,9° an. Es stellten sich Waden- und Gelenkschmerzen ein. Am nächsten Tage hatte er immer noch 40° Fieber. Am 30. 7. 34 stellten sich außerordentlich heftige Kopfschmerzen ein, die kaum zu ertragen waren. Gleichzeitig fiel eine leichte gelbliche Verfärbung der Haut und Sklerenauf. Es kam im Laufe des Tages mehrmals zu starkem Erbrechen. Temperatur 40°. Bis zu seiner Krankenhausaufnahme hielten die Kopf-, Leib- und Wadenschmerzen an. Wegen dieser Veränderungen erfolgte am 2. 8. 34 die Aufnahme in die Klinik.

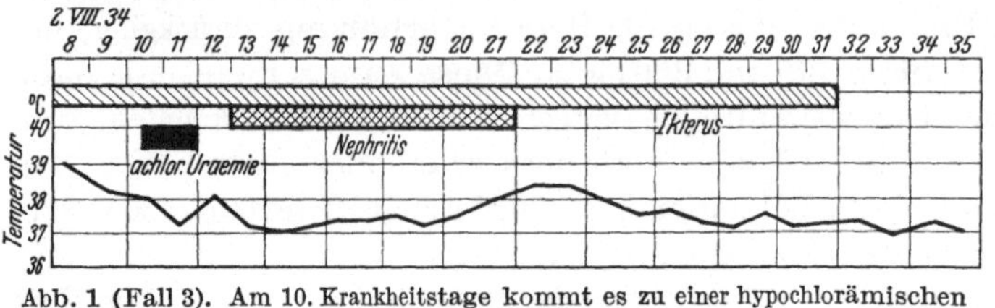

Abb. 1 (Fall 3). Am 10. Krankheitstage kommt es zu einer hypochlorämischen Urämie. Es besteht ein intensiver Ikterus, klinisch aber keine Anzeichen einer Nephritis. Beweist die Unabhängigkeit der Hypochlorämie von der Nierenschädigung.

Befund. Mittelgroßer Mann in schlechtem Allgemeinzustand. Es findet sich ein hochgradiger Ikterus. Es besteht eine deutliche Nackensteifigkeit, positiver Kernig. Der Leib ist weich, die Palpation der Bauchdecken aber sehr schmerzhaft. Die Leber überragt den unteren Rippenbogen um etwa zwei Querfinger, ihr unterer Rand ist druckempfindlich. Die Milz ist nicht nachweisbar vergrößert. Erhebliche Wadenschmerzen auf Druck und bei Bewegungen. Sonstige krankhafte Befunde konnten nicht erhoben werden.

Abb. 2 (Fall 3). Rest-N-Steigerung infolge Hypochlorämie (Blutkochsalz 420 mg%). Nach Kochsalzgaben von 28 g prompter Abfall des Rest-N auf normale Werte, dagegen nur unwesentlicher Anstieg des Blutkochsalzspiegels (440 mg%). Nach Ausgleich des Kochsalzdefizits des Gewebes kommt es zu einem Rückgang der Azotämie.

Verlauf. 2. 8. 34: Wegen der deutlichen Zeichen einer Meningitis wird eine Lumbalpunktion vorgenommen: Druck 240 mm Wasser, Zellen 153/3, meist Lymphocyten. Nonne-Apelt +, Weichbrodt +, Pandy +. Mastixkurve: Angedeutete Linkskurve mit tiefem Ausfall bei 5. WaR. im Blut und Liquor negativ. Blutsenkung 91 mm nach 1 Stunde. Im Urin Proben auf Urobilin +, Urobilinogen (+), Gallenfarbstoffe +, Eiweißprobe Hauch. Sediment o. B. RR. 120/80 mm Hg. Leukocyten 14000. Fieberkurve (Abb. 1). 3. 8. 34: Der Patient wird im Laufe des Tages auffallend schläfrig und interessenlos. Gegen Abend ist er nur schwer wach zu bekommen und gibt auf Fragen nach längerem Besinnen erst Antwort. Die Kopfschmerzen sind aber erheblich besser geworden und durchaus zu ertragen. Bilirubin 12 mg%. 4. 8. 34: Der Ikterus hat erheblich zugenommen. Bilirubin 35 mg%. Der psychische Zustand ist unverändert geblieben. Wie die Untersuchung des Blutes vom 3. 8. 34 ergeben hat, besteht eine deutliche hypochlorämische Urämie (Abb. 2). Es wird deshalb eine intravenöse Dauertropfinfusion gemacht, und der Patient erhält außerdem noch rectal einen Tropfeinlauf mit physiologischer Kochsalzlösung. Die Kochsalzzufuhr wird bis zum 6. 8. 34 einschließlich fortgesetzt. Noch während die Kochsalzzufuhr stattfindet, wird der Patient wieder frischer und ist nicht mehr so schläfrig. Am 7. 8. 34 ist der Patient psychisch wieder so frisch wie vorher. Die Kopfschmerzen sind völlig geschwunden. Der Ikterus ist unverändert (am 6. 8. 34 36 mg% Bilirubin). Blutzucker 99 mg%. Während bis zum 7. 8. 34 im Urinsediment keine krankhaften Bestandteile nachweisbar waren, sind an diesem Tage Erythrocyten (—), Leukocyten (+) und granulierte Zylinder nachweisbar. Dieser krankhafte Urinbefund bleibt bis zum 15. 8. 34 nachweisbar, wird aber in der Folgezeit nicht mehr gefunden. Es kommt vom 14. 8. bis zum 21. 8. 34 zu einem Rezidiv mit leichtem Fieberanstieg; der Ikterus geht aber während dieser Zeit deutlich zurück. So beträgt der Bilirubingehalt am 20. 8. 34 0,8 mg%. Die Weil-Komplementbindung, die am 3. 8. 34 positiv bis $^1/_{100}$ war, steigt am 4. 9. 34 auf $^1/_{50000}$ + an. Weitere

Komplikationen traten nicht auf, der Patient wurde am 8. 9. 34 wieder entlassen. Lange Zeit blieb er aber noch leicht ermüdbar.

Der Kürze halber seien nur für die Zeit, wo die Anzeichen der hypochlorämischen Urämie bestanden, Blutdruck, Urinausscheidung und spezifisches Gewicht in der folgenden Tabelle zusammengestellt:

	2.8.34	3.8.34	4.8.34	5.8.34	6.8.34	7.8.34	8.8.34	9.8.34	10.8.34	11.8.34
Blutdruck (mm Hg) .	120/80	120/75	120/60	120/80	125/75	120/70	115/65	120/60	110/65	
Urinmenge (ccm) . . .	700	2100	2100	2600	3350	2800	2200	2500	2400	2800
Spez. Gew. .	1017	1012	1012	1012	1008	1007	1011	1010	1010	1011

Bei dem Patienten kam es im Verlaufe der WEILschen Krankheit am 9. Krankheitstage zu dem Symptomenbild einer hypochorämischen Urämie. Es bestand zwar schon zur Zeit der Aufnahme ein erheblicher Ikterus, der aber gerade dann auffällig zunahm, als die hypochorämische Urämie auch klinische Erscheinungen zu machen begann (Zunahme des Bilirubins im Blut von 12 auf 35 mg%). Wir wissen zwar nicht, ob nicht schon vorher eine, durch Chlormangel bedingte, beginnende Rest-N-Steigerung vorhanden war; es ist aber immerhin bemerkenswert, daß sie mit der Zunahme des Ikterus zu dem klinisch manifesten Bilde der hypochlorämischen Urämie führte, so daß es nahe liegt, hier an einen ursächlichen Zusammenhang zu denken. Daß in diesem Falle ein ursächlicher Zusammenhang zwischen der Chlorverarmung und der Vermehrung des Rest-N besteht und andere Ursachen dafür nicht in Frage kommen, beweist der Erfolg der Therapie; nach Gaben von 28 g Kochsalz im Laufe von 3 Tagen kam es zu einem Abfall des Reststickstoffs auf normale Werte und gleichzeitig zu einem Schwinden der durch die Azotämie bedingten klinischen Erscheinungen.

Es ist die *Frage* zu ventilieren, *wie es im Laufe der WEILschen Krankheit zu einer solchen Kochsalzverarmung kommen kann.* Unsere Beobachtung in dem später zu schildernden Fall 6 beweist, daß es sicher nicht zu einer vermehrten Ausschwemmung des Chlors durch den Urin kommt. Es ist sogar das Gegenteil festzustellen, daß es nämlich während der Ikterusperiode und am ausgesprochensten während des febrilen Stadiums zu einer deutlichen Verminderung der Chlorausscheidung kommt, die sich auch nicht durch große Kochsalzgaben irgendwie nennenswert beeinflussen läßt, wie wir es immer wieder sahen und wie es in gleicher Weise auch von MERKLEN und LIOUST festgestellt haben. Da es aber auch nicht zu einem Anstieg des Blutchlorspiegels kommt, muß also zwingenderweise angenommen werden, daß es zu einer *Chlorverschiebung* unter diesen krankhaften Verhältnissen kommt *dergestalt, daß bestimmte Gewebe das angeboetene Chlor an sich reißen.* Daß dem in der Tat so ist, dafür spricht auch eine Mitteilung von MERKLEN und ADNOT, die beobachten konnten, wie es bei einem ihrer Patienten zu einer Chlorverarmung des Blutes und gleichzeitig zu einer Rest-N-Steigerung kam. Mit zurückgehendem Ikterus klang aber auch die Hypochlorämie ab, obwohl dem Patienten keine nennenswerten Chlorgaben zugeführt worden waren. Es muß also wieder zu einer Mobilisierung des von den Geweben retinierten Chlors gekommen sein.

Eine solche Retention von Chlor in den Geweben finden wir gar nicht selten. Beim Diabetes mellitus sind sie schon länger bekannt und eingehender studiert worden (Meyer-Bisch, Engel, Berning). Wir haben an unserer Klinik auf Veranlassung von Herrn Professor Berg diese Fragen schon seit Jahren verfolgt und feststellen können, daß die Infektionskrankheiten wohl ausnahmslos, ja jeder febrile Infekt zu einer solchen Chlorverschiebung Veranlassung geben kann. Sehen wir in diesem Zusammenhang von den Erkrankungen ab, die einen Chlor*verlust* zur Folge haben (Erbrechen, Diarrhöe, ungenügende Zufuhr durch die Nahrung und vermehrte Ausscheidung durch die Nieren bei Ausschwemmung retinierter Flüssigkeitsmengen), so sind diese Verschiebungen des Chlors beim Addison schon länger bekannt; Berg und Berning beschrieben sie auch bei den Fällen von Pankreatitis. Wir haben in der laufenden Kontrolle der Urinchlorausscheidung einen außerordentlich feinen Maßstab für die Störung des Chlorhaushaltes erkennen gelernt. Es läßt sich dabei nämlich feststellen, daß selbst bei ausreichender Chlorzufuhr durch die Nahrung oder auf parenteralem Wege nicht eine vermehrte Ausscheidung wie beim Gesunden die Folge ist, sondern daß es zu einer Retention dieses Chlors kommt, wobei ein Anstieg des Blutchlorspiegels nicht zu erfolgen braucht. Diesen Zustand hat Berg als „chloroprive Situation" bezeichnet; er ist nicht identisch mit der „hypochlorämischen Azotämie", bei der wir neben der Chlorverarmung des Blutserums gleichzeitig eine Rest-N-Steigerung sehen und je nach ihrem Ausmaß die Zeichen der klinischen Urämie feststellen können. Die „chloroprive Situation" *kann* zur „hypochlorämischen Azotämie" und zur „hypochlorämischen Urämie" führen, sie *braucht* es aber nicht! Geht die auslösende Krankheit zurück, so kommt es entweder zu einer normalen oder gar zunächst vermehrten Chlorausscheidung. Daß auch bei der Weilschen Krankheit die Voraussetzungen die gleichen sind, ergaben auch die Beobachtungen von Chauffard.

Den Nachweis dafür, daß es bei einer Chlorverarmung nicht zu einem gleichmäßigen Chlorverlust aller Gewebe kommt, erbrachten Meyer-Bisch und Bock bei ihren Tierversuchen nach Pankreasexstirpation. Sie stellten dabei fest, daß das Muskelgewebe eine Zunahme; das Blut, die Haut und vor allen Dingen aber die Leber eine deutliche Abnahme des Chlorgehaltes aufwiesen. Daß auch bei der im Laufe der Weilschen Krankheit auftretenden Hypochlorämie die Verhältnisse insofern ähnlich liegen, als die Chlorabnahme in allen Organen nicht die gleiche ist, und daß die Leber vor allen Dingen den größten Chlorverlust aufweist, beweisen die bislang nicht veröffentlichten Untersuchungen Scribas an veraschten Organen von an Weilscher Krankheit und im Verlaufe hypochlorämischer Urämien Verstorbenen.

Darüber, daß *für derartige Zustandsbilder* der *Chlorverlust die auslösende Ursache ist,* besteht heute kein Zweifel mehr. Die Ansichten sind aber darüber noch geteilt, wie man sich das Zustandekommen der Rest-N-Vermehrung im Blut zu erklären hat. Aus einer Exsiccose, die Porges als möglicherweise dabei eine Rolle spielendes Moment mit anführt und durch die Ecke bei seinen Versuchen die Rest-N-Steigerung ausgelöst fand, ist das Bild nicht zurückzuführen, weil es allein durch Wasserzufuhr nicht gelingt, eine Änderung des Zustandes herbeizuführen. Wollte man in der Leber die Hauptursache suchen, so wird man sich vergegenwärtigen müssen, daß zwar der vermehrte Harnstoff in der Leber gebildet werden müßte, wenn es sich bei diesen Bildern in der Tat um eine vermehrte Harnstoffproduktion handelte. Es müßten aber die Substanzen, aus denen erst in der Leber der Harnstoff gebildet wird, in vermehrtem Maße auftreten, mit anderen Worten, es müßte zu einem vermehrten Eiweißzerfall kommen, der nicht in der Leber vor sich zu gehen braucht; BORST hat bei einem seiner Fälle, bei dem es sich nicht um eine WEILsche Krankheit handelte, eine Harnstoffretention feststellen können, betont aber, daß die anatomisch nachweisbaren Veränderungen in Form von Kalkablagerungen in den Tubuli der Nieren so gering wären, daß eine renale Ursache schon deswegen mehr als unwahrscheinlich sei, wie auch von anderer Seite vermehrte N-Ausscheidung durch die Nieren bei der hypochlorämischen Azotämie im Verlaufe der WEILschen Krankheit beobachtet wurde (MERKLEN und ADNOT, VARELA und RUBINO, CHAUFFARD, DUVOIR, LAUDAT, POLLET und BERNARD). FRANK denkt daran, daß eine Wechselwirkung von kochsalzarmem Plasma und Niere bestehen könne, durch die eine Nierenfunktionsstörung mit hervorgerufen werden könnte, und unter Umständen sei daneben noch eine besondere toxische Einwirkung vorhanden, die man zum mindesten in den schweren Formen annehmen müsse. JETZLER faßt die Ansichten dahingehend zusammen: „Diese ‚Chloropénie' wird als eigentliche Ursache für die Harnstoffretention angesehen, die als ein Regulationsvorgang zur Beibehaltung der Molekularkonzentration des Blutes betrachtet wird und bei der erst sekundär die Nieren beteiligt sind." Gegen diese Annahme läßt sich aber die Beobachtung anführen, daß im Laufe von Harnstoffsteigerungen, die auf einer Nierenerkrankung basieren, es zu einer Hypochlorämie kommen kann. BLUM (zitiert nach BORST) konnte in diesen Fällen durch Kochsalzgaben eine Ausschwemmung von Harnstoff erreichen, doch blieb in den meisten Fällen der Bluthamstoff noch hoch. Wenn aber zur Beibehaltung der Molekularkonzentration des Blutes der Harnstoff notwendig wäre, so könnte sich der Körper ja des schon vorhandenen Harnstoffs bedienen, und es brauchte nicht noch zu einer vermehrten Harnstoffbildung zu kommen, da, in Analogie zu anderen Fällen mit hypochlorämischer Azotämie, die schon nephrogen bedingte Harnstoffsteigerung zum Ausgleich der Molekularkonzentration genügen müßte. Außerdem aber müßte man auch bei den hypochlorämischen Azotämien ein bestimmtes Verhältnis zwischen Hypochlorämie und Azotämie feststellen, das jedoch nicht besteht. Weiterhin sehen wir — das verdient hervorgehoben zu werden — Chlormangelzustände des Blutes, die nicht notwendigerweise auch zu einer Reststickstoffvermehrung führen. Kurzum, die große Zahl der aufgestellten Hypothesen scheint zu beweisen, daß wir die Voraussetzungen, worauf einmal bei der Chlorverarmung des Gewebes überhaupt die Rest-N-Steigerung beruht, zum andern weswegen es in den meisten Fällen dabei zu einer solchen Reststickstoffvermehrung kommt, in anderen aber nicht, noch nicht sicher kennen.

Gegen die Chlormangelazotämie ist das Mittel der Wahl das Kochsalz, durch das sich die leichten und mittelschweren Fälle prompt beeinflussen lassen, wie wir es auch bei dem von uns geschilderten Fall erlebten. Dieser günstige Effekt, den die Kochsalzzufuhr bei bestimmten Azotämien der WEILschen Krankheit hat, war den Klinikern schon zu einer Zeit bekannt, als man den ursächlichen Zusammenhang zwischen Chlormangel und Reststickstoffsteigerung noch nicht kannte (TREMBUR und SCHALLERT, HILLGERMANN). Sind die durch die Azotämie gesetzten Schäden aber schon zu groß, so erweist sich auch das Kochsalz nicht mehr als wirksam (Borst). Es kann bei hochgradigen Formen dieser Azotämie neben der Harnstoffvermehrung auch zu einer Vermehrung von Xanthoprotein und von Indican kommen, wie es die Beobachtungen von Borst und Frank beweisen, wobei eine Blutdrucksteigerung nicht erfolgt, die auch bei unseren Patienten nicht vorlag.

2. Die vorwiegende Produktionsurämie.

Fall 4. Der 31 Jahre alte Patient G. R. gab an, wegen einer Rachitis in der Kindheit spät laufen gelernt zu haben. 1923 akquirierte er eine Lues; es wurde bei ihm 1923/24, 1924/25 und 1926 je eine kombinierte Bismogenol-Salvarsankur durchgeführt. Die serologischen Reaktionen waren seit der ersten Behandlung negativ. 1930 war er wegen eines Bubo inguinalis 4 Wochen lang in einem Krankenhaus in Behandlung. 1936 hatte er einen Unfall, bei dem es zu einer leichten Verletzung der rechten Großzehe kam. Am 20. 6. 36 badete der Patient in der Elbe und am 22. 6. 36 in einem moorigen Gewässer in der Umgebung Hamburgs. Am 1. 7. 36 traten vormittags sehr heftige Kopfschmerzen auf, und es stellten sich Schwindelgefühl und Benommenheit ein. Es bestanden mäßige Muskelschmerzen, besonders in den Waden, und er konnte schlechter schlucken. Am 2. 7. 36 bestand morgens Fieber von 38,2°. Am Nachmittag des gleichen Tages sah ihn sein behandelnder Arzt, der ihn gleich dem Krankenhaus wegen des Verdachts auf „Kopfgrippe" überwies.

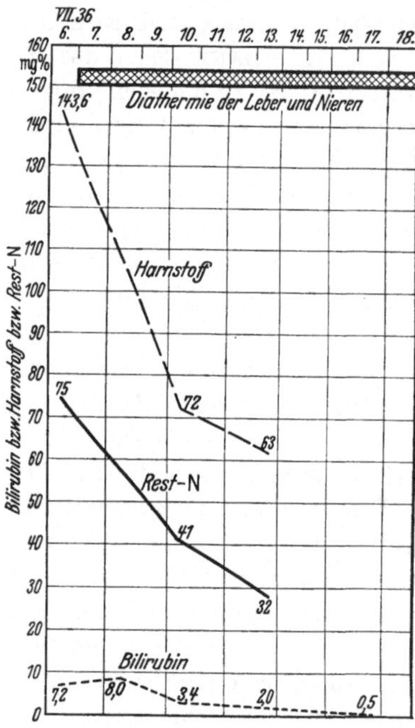

Abb. 3 (Fall 4). Akute Azotämie bei Weilscher Krankheit bei guter N-Ausscheidung (vorwiegende Produktionsurämie). Am 7. 7. Tyrosin im Urin nachweisbar, am 10. 7. Tyrosin nicht mehr nachweisbar. Gewisser Parallelismus von Bilirubinämie und Azotämie. Mit Rückgang der Bilirubinämie auch Schwinden der Azotämie.

Befund. Es handelte sich um einen mittelgroßen Patienten in gutem Ernährungs- und Kräftezustand. Ein Ikterus bestand nicht. Es fand sich aber eine deutliche Conjunctivitis. Es bestand eine deutliche Nackensteifigkeit, geringer Opisthotonus und angedeuteter Kernig. Die Leber war nicht nachweisbar vergrößert, die Milz eben palpabel. Im Urin war außer einer Eiweißtrübung kein krankhafter Befund zu erheben. Fieber von 39,2°.

Verlauf. 3. 7. 36: Die Temperaturen, die morgens auf 37,6° abgefallen sind, steigen im Laufe des Tages wieder auf 39,8° an. Befinden unverändert. RR. 115/65 mm Hg. Im Urinsediment finden sich vereinzelt Erythrocyten. 4. 7. 36: Das Fieber liegt während des ganzen Tages um 40°. Im Blutbild finden sich 6000 Leukocyten und eine deutliche Linksverschiebung. Das rote Blutbild ist ohne Besonderheiten. Blutsenkung 75 nach einer und 109 mm nach 2 Stunden. Eine Blutkultur wird angelegt, bleibt aber steril. Ein Ikterus ist nicht feststellbar, gegen Abend ist aber der Urin auffällig dunkel gefärbt, die Gallenfarbstoffprobe ist positiv. 5. 7. 36: Der Ikterus ist deutlich geworden. Es sind nicht nur die Skleren, sondern auch die Haut ist gelblich verfärbt. Im Urin tritt bei der Eiweißprobe eine Trübung auf, im Sediment finden sich Erythrocyten (+) und granulierte Zylinder. RR. 125/90 mm Hg. Urinausscheidung 1050 ccm, spezifisches Gewicht 1020, Harnstoffausscheidung 21,8 g. Am gleichen und in den nächsten 2 Tagen werden je 20 ccm Weil-Serum gegeben. 6. 7. 36: Wegen der immer noch bestehenden heftigen Kopfschmerzen wird eine Lumbalpunktion vorgenommen; Zellen 71/3, pathologische Mastixkurve. *Ergebnisse der chemischen Blutuntersuchung s. Abb. 3.* Nachzutragen wäre noch, daß der *Blutkochsalzgehalt* 570 mg% betrug. 7. 7. 36: Die Temperaturen liegen noch um 38,2°. RR. 110/65 mm Hg. Befinden unverändert, die Kopfschmerzen haben etwas an Intensität nachgelassen. Tyrosin im Urin nachweisbar. Am gleichen Tage wird ein Wasserversuch durchgeführt: Nach einer Flüssigkeitszufuhr von 1000 ccm um 7 Uhr

	10 Uhr	10,30 Uhr	11 Uhr	11,30 Uhr	12 Uhr	13 Uhr	14 Uhr	15 Uhr	16 Uhr	17 Uhr	18 Uhr	19 Uhr	24—7 Uhr
Urinmenge .	390	70	60	65	40	70	85	70	80	85	60	80	450
Spez. Gew. .	1007	1008	1009	1011	1015	1012	1012	1015	1010	1016	1019	1015	1013

Die Flüssigkeitsausfuhr betrug innerhalb der ersten 4 Stunden 625 ccm und in den folgenden 20 Stunden 980 ccm, die Gesamtausscheidung 1605 ccm. 8. 7. 36: Die Temperaturen liegen um 38°. Blutzuckerbelastung nach Zufuhr von 50 g Traubenzucker

	nüchtern	nach 20 Min.	nach 40 Min.	nach 60 Min.	nach 120 Min.	nach 180 Min.	nach 240 Min.
Blutzucker mg% . .	99	135	153	182	150	120	118

9. 7. 36: Die Temperatur ist zum ersten Male wieder bis auf 37° abgesunken. Der Patient fühlt sich aber immer noch sehr schlapp. Er ist sehr abgemagert. RR. 110/60 mm Hg. 10. 7. 36: Immer noch sehr starker Ikterus. Blutkochsalz 570 mg%. Tyrosin im Urin nicht mehr nachweisbar. 13. 7. 36: In wenigen Tagen hat sich der Zustand außerordentlich gebessert. Der Ikterus ist auffallend stark zurückgegangen. Blutkochsalz 570 mg%. 20. 7. 36: Es wird zum letzten Male ein krankhafter Sedimentbefund mit Erythrocyten und hyalinen Zylindern erhoben. Der Zustand hat sich außerordentlich gebessert. Es bestehen keinerlei Beschwerden mehr. 23. 7. 36: Wasserversuch. Nach Zufuhr von 1000 ccm um 7 Uhr werden ausgeschieden:

	7,30 Uhr	8 Uhr	8,30 Uhr	9 Uhr	9,30 Uhr	10 Uhr	10,30 Uhr	11 Uhr	11,30 Uhr
Urinmenge .	60	80	300	65	28	18	15	18	10
Spez. Gew. .	1020	1018	1008	1014	1018	1019	1022	1021	1020

	·12 Uhr	13 Uhr	14 Uhr	15 Uhr	16 Uhr	17 Uhr	18 Uhr	19 Uhr	24—7 Uhr	
Urinmenge .	13	11	20	30	28	20	15	15	20	170
Spez. Gew. .	1029	1020	1024	1022	1024	1019	1024	1024	1023	1020

Die Flüssigkeitsausfuhr betrug innerhalb der ersten 4 Stunden 584 ccm und in den folgenden 20 Stunden 366 ccm, die Gesamtausscheidung 950 ccm. (Der Versuch wurde an einem heißen Sommertag durchgeführt, so daß ein Teil der zugeführten Flüssigkeitsmenge durch Schweißabsonderung verlorenging). 24. 7. 36: Leichtes, nur 4 Stunden andauerndes Serumspätexanthem. Die Weil-Komplementbindung, die am 10. 7. 36 $^{1}/_{10}$ positiv war, stieg am 20. 7. 36 au$^{1}/_{200}$ an. Die Entlassung erfolgte am 12. 8. 36, ohne daß noch krankhafte Veränderungen nachweisbar gewesen wären.

Fall 5. Der 27 Jahre alte Patient H. W. gab an, daß sein Vater schon seit mehreren Jahren magenleidend sei. Er selbst hatte als Kind eine Diphtherie überstanden. 1930 wurde bei ihm eine Schilddrüsenvergrößerung festgestellt, er wurde deswegen vom Hausarzt mit Jod behandelt. Am 12. 8. 36 hatte der Patient in der Elbe gebadet. Am 30. 8. 36 stellten sich Kopf- und Halsschmerzen ein, und es trat ein Hitzegefühl auf. Im Vordergrund aber standen Schmerzen besonders in den Waden, so daß das Gehen sehr beschwerlich war. Am 3. 9. 36 stellte sich eine Gelbsucht ein, so daß er deswegen der Klinik überwiesen wurde. Dem Patienten war aufgefallen, daß er seit dem Beginn seiner Krankheit sehr viel Urin lassen mußte.

Befund: Es handelte sich um einen Patienten in ausreichendem Ernährungszustand. Die Haut und Skleren waren ikterisch verfärbt. Es fand sich keine Struma. Über den Lungen keine Schalldifferenzen, über beiden Lungen fanden sich vereinzelt trockene, fein- bis mittelblasige Geräusche. Die Leber überragte den unteren Rippenbogen um etwa einen Querfinger. Im Epigastrium wurde ein nicht näher zu lokalisierender Druckschmerz angegeben. Der untere Leberrand war bei der Palpation druckempfindlich. Die Milz war eben tastbar.

Es fanden sich ziemlich starke Wadenschmerzen. Im Blutbild war neben einer Leukocytose von 12000 eine erhebliche Linksverschiebung mit 12% Stabkernigen und 1% Jugendlichen nachweisbar. Die Temperaturen betrugen 38,4°. Im Urin ergab die Eiweißprobe eine Trübung, die Gallenfarbstoffprobe und die Urobilinogenprobe waren positiv. Urinsediment: Vereinzelt Erythrocyten, Leukocyten, reichlich granulierte Zylinder. Der Patient erhält am gleichen Tage 20 ccm Weil-Serum i.v. und weitere 20 ccm i.m. Auch in den nächsten 5 Tagen erhält er je 20 ccm i.m. in einer Gesamtdosis von 140 ccm.

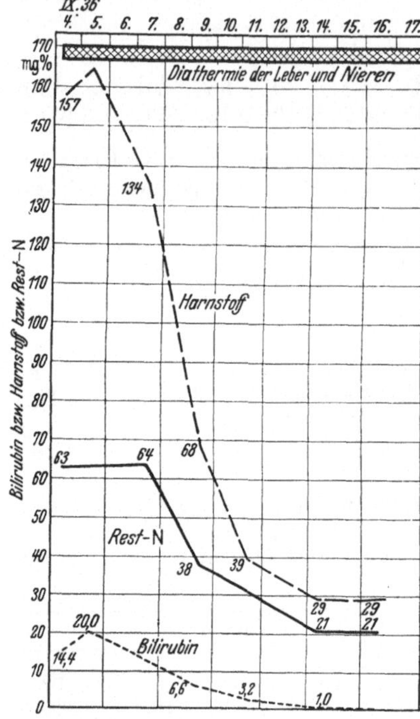

Abb. 4 (Fall 5). Akute Azotämie bei Weilscher Krankheit (die Norm übersteigende N-Ausscheidung). Am 4. 9. im Urin Tyrosin nachweisbar, vom 8. 9. ab findet es sich nicht mehr. Parallelismus von Bilirubinämie und Azotämie. Unterschied zwischen Rest-N und Harnstoffkurve durch fehlende Rest-N-Untersuchung am 5. 9. bedingt.

Verlauf. 4. 9. 36: Im Laufe des Tages steigt das Fieber auf 39,3° an. Der Ikterus hat an Intensität noch zugenommen. *Gute Urinausscheidung* (s. Abb. 5!). Der Patient macht einen schwerkranken Eindruck. *Ergebnis der chemischen Blutuntersuchung s. Abb. 4!* 5. 9. 36: Die Temperaturen sind auf 37,8° zurückgegangen. Krankheitsbild unverändert. Immer noch Klagen über Wadenschmerzen. Blutzucker 137 mg% (nüchtern!). Tyrosin im Urin nachweisbar. *Blutkochsalzspiegel 580 mg%, Xanthoprotein 45, Indican* (+). 6. 9. 36: Der Ikterus hat auch weiterhin an Intensität zugenommen. Der Patient nimmt nur Flüssigkeit zu sich. Weil-Komplementbindung positiv bis $^1/_{1600}$. 7. 9. 36: Blutsenkung 110 mm nach einer und 120 mm nach 2 Stunden. RR. 120/70 mm Hg. Blutzucker 121 mg%. *Freie Aminosäuren im Blutserum 7,7 mg%*, Harnsäure unter 2,0 mg%. Harnstoffausscheidung 28,3 g. 8. 9. 36: Der Lebertumor ist größer geworden im Vergleich zum Aufnahmetag; die Leber überragt den unteren Rippenbogen jetzt um 3 Querfinger. RR. 115/65 mm Hg. Durch den Urin werden im Laufe des Tages 0,969 g Ammoniak und 16,91 g Stickstoff ausgeschieden. Tyrosin im Urin nicht nachweisbar. 9. 9. 36: Der Ikterus ist auffallend stark zurückgegangen. Subjektiv erhebliche Besserung des Allgemeinbefindens. Seit dem 6. 9. 36 sind die Temperaturen auf subfebrile Werte zurückgegangen. Blutzucker 109 mg%, *Kochsalzspiegel 570 mg%*. Xanthoprotein 20, Indican negativ. 10. 9. 36: Urinuntersuchung: Gallenfarbstoffe sind nicht mehr nachweisbar, Urobilinogen (+), Urobilin (+). Ammoniakausscheidung 1,087 g, Stickstoff 10,611 g. Tyrosin im Urin nicht nachweisbar. 11. 9. 36: Blutkochsalzspiegel 560 mg%, Xanthoprotein 21, Indican negativ, freie Aminosäuren 7,2 mg%. Vom 12. bis 28. 9. 36 kommt es wieder zu einem Fieberanstieg bis anfangs 39,2°. Es bleiben noch subfebrile Temperaturen bis zum 5. 10. 36 bestehen. Das Allgemeinbefinden ist während dieser Zeit relativ gut. Der Patient fühlt sich nur schlapp und matt. Der Appetit bessert sich. Chemische Untersuchungen des Blutes, soweit sie nicht aus der Abb. 4 ersichtlich sind: 14. 9. Blutzucker 99 mg%, Blutkochsalzspiegel 570 mg%, Xanthoprotein 22, Indican negativ, freie Aminosäuren 6,3 mg%. Im Urin immer noch ein pathologischer

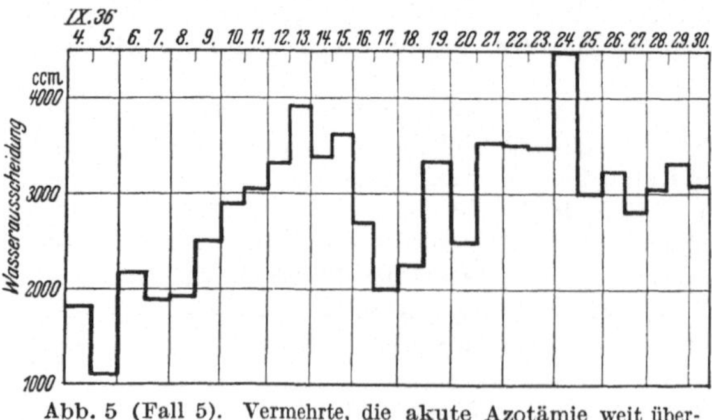

Abb. 5 (Fall 5). Vermehrte, die akute Azotämie weit überdauernde Polyurie.

Sedimentbefund mit Erythrocyten, granulierten und hyalinen Zylindern. Urinausscheidung 1,044 g Ammoniak, 8,6 g Stickstoff. 16. 9. 36: Blutzucker 100 mg%, Blutkochsalzspiegel 570 mg%, Xanthoprotein 21, Indican negativ, freie Aminosäuren 6,8 mg%. Ammoniakausscheidung 0,972 g, Stickstoff 8,078 g. 17. 9. 36 Wasserversuch. Nach Zufuhr von 1500 ccm Flüssigkeit um 9 Uhr werden ausgeschieden:

	10 Uhr	10,30 Uhr	11 Uhr	11,30 Uhr	12 Uhr	12,30 Uhr	13 Uhr	13,30 Uhr	14 Uhr
Urinmenge . .	350	110	120	70	90	130	120	100	40
Spez. Gew. . .	1005	1002	1002	1004	1004	1003	1004	1002	1004

	16 Uhr	17 Uhr	19 Uhr	21 Uhr	23 Uhr	1 Uhr	3 Uhr	5 Uhr	7 Uhr
Urinmenge . .	250	100	100	120	100	80	50	60	40
Spez. Gew. . .	1001	1002	1004	1004	1004	1005	1005	1008	1013

Die Flüssigkeitsausfuhr betrug innerhalb der ersten 4 Stunden 1090 ccm und in den folgenden 20 Stunden 940 ccm, die Gesamtausscheidung 2030 ccm.

22. 9. 36: Es ist inzwischen zu einem Abfall des Hämoglobins von 74 auf 46% gekommen. Auf Eisengaben hin steigt das Hämoglobin bis zum 28. 9. 36 auf 58% wieder an. 23. 9. 36: Blutzucker 89 mg%, Blutkochsalzspiegel 600 mg%, Xanthoprotein 22, Indican negativ. Im Urin sind zum erstenmal keine krankhaften Bestandteile mehr nachzuweisen.

7. 10. 36: Kochsalzspiegel 590 mg%, Xanthoprotein 20, Indican negativ, freie Aminosäuren 6,4 mg%. Bei einem am 6. 10. 36 durchgeführten Wasserversuch reichlich überschießende Ausscheidung, die Konzentration erreicht nur 1016. Es wird deshalb am 12. 10. ein Durstversuch über 12 Stunden durchgeführt, bei dem aber nur eine Konzentration von 1022 erreicht wird. Da der Patient immer noch leicht ermüdbar ist, wird er am 31. 10. 36 zu einer Nachkur aus der Klinik entlassen. Krankhafte Befunde sind nicht mehr nachweisbar. Er hatte während der akuten Krankheitserscheinungen erheblich an Gewicht abgenommen, das er auch während des Krankenhausaufenthaltes noch nicht wieder eingeholt hatte.

Wir hatten Gelegenheit, ihn am 17. 1. 37 nachzuuntersuchen: Es waren dabei keinerlei krankhafte Befunde mehr zu erheben. Der Bilirubingehalt lag unter 0,5 mg%, das Hämoglobin war auf 93% wieder angestiegen. Bei einem nochmals durchgeführten Wasserversuch war die Ausscheidung intakt, es wurde eine Konzentration von 1029 erreicht.

Fall 6. Der 39 Jahre alte Sielarbeiter R. T. gibt an, sein Vater sei mit 50 Jahren an einer Lungenentzündung, seine Mutter mit 56 Jahren an den Folgen einer Lungentuberkulose gestorben.

Als Kind hatte er Masern und Keuchhusten. 1930 erlitt er einen Unfall. Wegen eines Nervenshocks lag er 5 Tage lang in einem Krankenhaus. 1937 hatte er eine „Blutvergiftung" am rechten Auge und wurde 6 Wochen lang deswegen in einem Krankenhaus behandelt.

Am 1. 9. 40 erkrankte der Patient plötzlich mit einem Schüttelfrost und Fieber bis zu 40,3°. Gleichzeitig traten Wadenkrämpfe auf. Am 2. 9. 40 wollte der Patient zur Arbeit gehen, es traten aber so erhebliche Schmerzen in den Waden auf, daß er sich nicht mehr auf den Füßen halten konnte und sich wieder ins Bett legen mußte. Am 3. 9. 40 holte er einen Arzt, der eine Grippe diagnostizierte. Am 4. 9. 40 war noch keine Besserung aufgetreten. Als der Arzt den Patienten besuchte, wies er ihn darauf hin, daß er als Sielarbeiter beschäftigt sei; daraufhin wies der Arzt den Patienten sofort in die Klinik ein.

Befund bei der Aufnahme am 4. 9. 40: Es handelt sich um einen Patienten in gutem Kräftezustand. Eine ikterische Verfärbung ist weder an der Haut noch an den Schleimhäuten zu erkennen. Es findet sich ein Herpes labialis. Der Oberbauch ist druckschmerzhaft, die Leber ist vergrößert und druckempfindlich. Die Milz ist nicht nachweisbar vergrößert. Bei Druck auf die Wadenmuskulatur starke Schmerzempfindlichkeit. Bei der Aufnahme sind die Lungen auch röntgenologisch ohne einen krankhaften Befund. Fieber besteht bis 39,3°. RR. 150/90 mm Hg. Im Urin ist die Probe auf Urobilinogen positiv, auch die Gallenfarbstoff- und die Eiweißprobe ist positiv. Im Urinsediment finden sich ganz vereinzelt Erythrocyten. Blutbild mit Ausnahme einer Leukocytose von 17200 und einer Linksverschiebung ohne erwähnenswerte Besonderheiten. Der Patient erhält noch am gleichen Tage 20 ccm und in den nächsten Tagen weitere 160 ccm Weil-Serum.

Verlauf. 5. 9. 40: Das Fieber liegt um 38,6°. Der Patient klagt über heftige Kopf-, Leib- und Wadenschmerzen, Wa.R. negativ. Blutsenkung 70 mm nach einer und 95 mm nach 2 Stunden. *Ergebnisse der chemischen Blutuntersuchung, Harnausscheidung und spezifisches Gewicht s. Abb. 6!* An weiteren Untersuchungsergebnissen ist nachzutragen: Blutzucker 132 mg%, Xanthoprotein 31, Indican negativ, *Kochsalzspiegel des Blutes 485 mg%.* Auftreten eines leichten Ikterus. Eiweißprobe positiv. 6. 9. 40: Die Temperaturen fallen auf 37,4° ab und halten sich bis zum 11. 9. 40 auf Werten unter 37°. Leib- und Wadenschmerzen sind so erheblich, daß Eukodal gegeben werden muß. Der Ikterus wird deutlicher. 7. 9. 40: Der Ikterus ist erheblich stärker geworden. Es wird eine Diathermiebehandlung der Nieren- und Lebergegend durchgeführt. RR. 140/95 mm Hg. Im Urin hat die Eiweißausscheidung nachgelassen; es findet sich nur noch eine Trübung. 8. 9. 40: Immer noch die gleichen Klagen über erhebliche Schmerzen. RR. 140/95 mm Hg. Eiweißprobe im Urin ergibt ganz leichte Trübung. 10. 9. 40: *Blutzucker 147 mg%, Blutkochsalz 509 mg%, Xanthoprotein 45, Indican positiv,* TAKATA-ARA-Reaktion negativ, RR. 145/95 mm Hg. 11. 9. 40: Erneuter Temperaturanstieg. Es finden sich rechts hinten über dem Unterlappen die Veränderungen einer Bronchopneumonie. 12. 9. 40: RR. 140/90 mm Hg. Im Blutbild findet sich eine Linksverschiebung bei einer Leukocytose von 14800. Das Hämoglobin ist auf 84% abgefallen. 14. 9. 40: Über der Lunge findet sich rechts hinten unten Pleurareiben neben mittelblasigen klingenden Rasselgeräuschen. 14. 9. 40: Fieberanstieg bis 40,2°. 16. 9. 40: Rest-N 0,034%, $\overset{+}{\text{U}}$-N 0,030%, $\overset{-}{\text{U}}$-N 0,04%, Harnsäure 2 mg%, Blutkochsalz 490 mg%. Die Tyrosinausscheidung durch den Urin wurde bei diesem Patienten nicht untersucht.

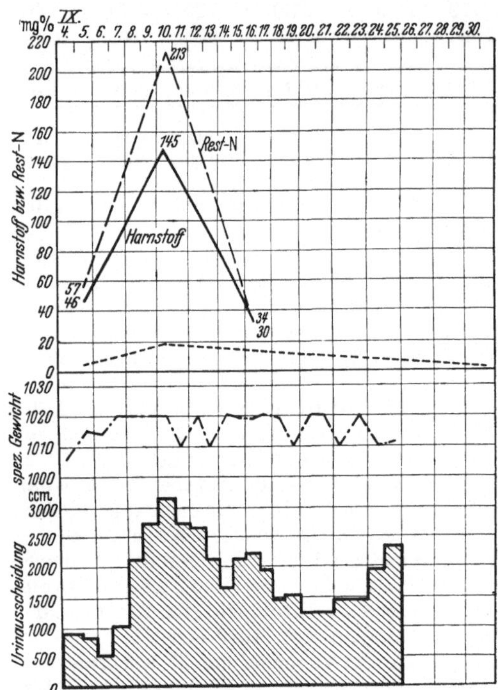

Abb. 6 (Fall 6). Akute Azotämie bei WEILscher Krankheit. Wieder Parallelismus von Azotämie und Bilirubinämie. Vom 8. 9. ab Ultrakurzwellenbestrahlung von Leber und Nieren. Danach Anstieg der Urinmengen. Auffallend die Hyposthenurie.

In dem Geschehen der nächsten Tage bis zum 26. 9. 40 steht die *Pneumonie* völlig im Vordergrund, die auch röntgenologisch sichergestellt wird. Während der ganzen Zeit bleibt der Blutdruck gleich hoch wie während des ganzen bisherigen Verlaufs. Im Verlaufe der Pneumonie entwickelt sich zunächst ein Exsudat und später ein durch Pneumokokken bedingtes Empyem. Es wird eine Rippenresektion vorgenommen, doch verstirbt der Patient 5 Tage nach der Rippenresektion an den Folgen einer Kreislaufschwäche. Der Bilirubingehalt des Blutserums, der noch am Todestage bestimmt worden war, betrug 1 mg%.

Die Ergebnisse der regelmäßigen Untersuchungen der Kochsalzausfuhr durch den Urin mögen nur noch angeführt werden:

4. 9. 40	5. 9. 40	6. 9. 40	7. 9. 40	8. 9. 40	9. 9. 40	10. 9. 40	11. 9. 40	12. 9. 40	13. 9. 40	14. 9. 40
NaCl-Ausscheidung p.d. in g										
0,11	1,5	0,52	1,47	1,62	1,6	1,52	2,08	2,73	3,75	1,89

15. 9. 40	16. 9. 40	17. 9. 40	18. 9. 40	19. 9. 40	20. 9. 40	21. 9. 40	22. 9. 40	23. 9. 40	24. 9. 40
NaCl-Ausscheidung p.d. in g									
1,32	1,71	0,56	0,3	0,91	0,72	0,7	0,84	1,12	1,14

Obduktionsbefund. Aus dem hiesigen Pathologischen Institut:

Anatomische Diagnose. Pleuraempyem bei WEILscher Krankheit. Magerkeit, Ikterus. Infektiöse Milzschwellung. Allgemein keine nennenswerte Arteriosklerose. Etwas trübes Myokard. Geringe Erweiterung der rechten Herzkammer. Hyperämische, ödematöse Lungen. Großer, älterer, breit durch die Pleura perforierter mehrbuchtiger, am rechten Unterlappen mit eitriger Pleuritis über der ganzen rechten Lunge einhergehender, weitgehend gereinigter Lungengangränherd. Kleinerer frischer geschlossener Gangränherd neben dem großen. Zustand nach Drainage. Fibrinöse Pleuritis über dem linken Unterlappen mit sero-fibrinösem Erguß. Trübe, ikterische geschwollene Leber. Lebergewicht 1500 g. Stark geschwollene ikterische Nieren. Nierenbeckenschleimhautblutungen. Lipoidarme Nebennierenrinde. Operationswunde an der rechten Brustkorbseite, Zustand nach Resektion eines Teiles der 10. Rippe. Fragliche Wadenmuskeldegeneration.

Histologische Untersuchung. Leber: Trübe Schwellung, in den Läppchenzentren geringe Dissoziation, Gallethromben in den Leberzellen, Gallenspeicherung in den Sternzellen. Niere: Cholämienephrose, interstitielle Nephritis mäßigen Grades. Wadenmuskel: Viele kleine Muskelzerfallsherde mit beginnender Resorption und Organisation. Befund typisch für WEILsche Krankheit.

Es ist also festzustellen, daß der Patient nicht an der WEILschen Krankheit, sondern an den Folgen der im Verlaufe der WEILschen Krankheit sich einstellenden Pneumonie, der Lungengangrän und dem Pleuraempyem an einer Kreislaufschwäche ad exitum kam und daß eine Azotämie zu dieser Zeit nicht mehr bestand.

Das Auffällige in dem klinischen Geschehen der von uns beobachteten Weil-Fälle (zu denen auch der später zu schildernde Fall 7 gehört) ist die Tatsache, daß wir dann die Anzeichen einer Azotämie feststellen konnten, wenn der Ikterus noch zunahm und sich seinem Höhepunkt näherte oder aber ihn schon erreicht hatte. Die Abnahme des Bilirubins ging in unseren Fällen auch einher mit einem Rückgang der Azotämie, die oft ebenso schnell, wie sie aufgetreten war, wieder schwand. Diese Feststellung läßt sich nur dann treffen, wenn man den Bilirubinspiegel des Blutes untersucht und verfolgt, das klinische Bild kann insofern leicht täuschen, weil die intensive Verfärbung der Haut und Skleren noch lange Zeit erhalten bleibt. Sicher wird man sagen können, daß die Bilirubinämie der klinisch augenfälligste Beweis für die Leberschädigung ist, soweit hierfür nicht andere Ursachen, wie gesteigerter Blutzerfall, der bei der WEILschen Krankheit als alleinige Ursache auszuschließen ist, in Frage kommen. Es muß also festgestellt werden, daß ein Parallelismus zwischen Schwere des Leberschadens, soweit er eben in der Bilirubinämie seinen Ausdruck findet, und dem Auftreten der Azotämie besteht. Hierin vermögen wir aber nicht die *Ursache* für das Zustandekommen der Azotämie zu erblicken. Wir sahen nämlich bei einer ganzen Reihe von anderen Weil-Fällen, die wir hier nicht in ihrem Verlauf mit angeführt haben, daß die Bilirubinämie ebenso hohe Werte wie in den angeführten Beobachtungen erreichen kann, ohne daß es aber zu einer Azotämie kam. Hierfür müssen andere Gründe bestehen. Sie können auch nicht renal bedingt sein! bei allen unseren in diese Gruppe hereingehörigen Fällen war die Wasserausscheidung intakt, ja, im Gegenteil, es war sogar eine überschießende Flüssigkeitsausfuhr zu beobachten. Eine vorwiegende Retention von Stickstoff kam aber in keinem unserer Fälle in Frage, da wir feststellen konnten, daß die Ausscheidung dieser Stoffe in Anbetracht der Tatsache, daß unsere Patienten aus therapeutischen Gründen keine eiweißhaltige Nahrung erhielten (es wurden während der in Frage kommenden Zeit nur Obstsäfte verabreicht), nicht nur ausreichend, sondern sogar überschießend war.

Es ist die Frage, wie es zu diesem Geschehen kommt und in welchem Maße hierfür Leber und Niere verantwortlich sind. Es kommt sicher im Verlaufe der Infektion mit der Leptospira icterogenes zu einer Ansiedlung sowohl in der Leber als auch in der Niere. Man könnte nun annehmen, daß diese gemeinsame Schädigung auch die Noxe darstellte, die schließlich zu der Azotämie führe. Dem steht jedoch gegenüber, daß die Reststickstoffsteigerungen bei den nicht mit einem Ikterus verlaufenden Fällen, die wohl die Zeichen einer Nierenschädigung aufweisen, erheblich seltener sind. Wir haben in keinem unserer Fälle, die lediglich eine Nierenschädigung, nicht aber einen Ikterus oder eine Bilirubinämie zeigten, eine Azotämie gesehen. MERKLEN und LIOUST haben nach eingehenden klinischen Studien feststellen können, daß sowohl beim Icterus infectiosus als auch bei den unter dem Bilde des Icterus catarrhalis zusammengefaßten Bildern zu einer Zeit hepatorenale Störungen nachweisbar waren, zu der überhaupt noch kein Ikterus bestand. ZINCK hat auf Grund seiner anatomischen Untersuchungen an Lebern und Nieren von nach Verbrennungen Verstorbenen die außerordentlich wesentliche Feststellung machen können, daß zu einer Zeit, zu der noch keinerlei Erscheinungen der schweren Leberschädigung nachweisbar sind, wenigstens soweit sie den Ikterus betreffen, hepatorenale Veränderungen sich schon finden und daß sich dafür auch pathologisch-anatomische Veränderungen nachweisen lassen. Diese bestanden in ausgedehnten zentralen und intermediären Leberläppchennekrosen und im Bereich der Nieren in einer nekrotisierenden Nephrose samt Glomerulonephrose und einer hypochlorämischen Verkalkung. Gerade den in der präikterischen Phase gemachten Beobachtungen wird man ein besonderes Gewicht beilegen müssen auch in der Beurteilung der Fälle, von denen man annahm, daß ihnen der Leberschaden fehlte, weil man keinen Ikterus nachweisen konnte.

Es bestehen Beobachtungen darüber, daß es *nach primären Lebererkrankungen oder anderen Leberschäden* zu *Störungen* kommen kann, in deren Verlauf man sowohl *funktionelle als auch anatomische Nierenveränderungen* nachzuweisen vermag. Aus der großen Zahl der Mitteilungen sei an die eingangs schon erwähnten Arbeiten von CLAIRMONT und v. HABERER und STEINTHAL erinnert, die *nach Gallensteinoperationen Anurien* auftreten sahen. Im Tierversuch konnten die Erstgenannten durch Unterbindung der Arteria hepatica Lebernekrosen erzeugen, nach denen es zu Anurie kam, und so den Nachweis erbringen, daß die Entstehung der Anurie auf den Leberschaden zurückzuführen ist. 4 Stunden nach Leberruptur konnte BECKER schon schwere akute Parenchymschäden der Nieren nachweisen. Nach einem Trauma der Leber sahen HELWIG und SCHUTZ eine Urämie auftreten und fanden histologische Veränderungen der Tubuli, während die Glomeruli intakt waren. Eine wesentliche Erweiterung unseres Wissens auf diesem Gebiet bedeuten die experimentellen Untersuchungen von PYTEL. Nach Unterbindung der Leberarterie starben alle Tiere innerhalb von 24—48 Stunden. Bei allen diesen Tieren kam es zu einer progredienten Oligurie bis zur Anurie. Reststickstoffsteigerungen bis zu 175 mg% waren zu beobachten. Nahm er eine subkapsuläre Zerstörung des Lebergewebes vor, so blieben die meisten Tiere zwar am Leben, aber bei der Hälfte dieser Tiere kam es zu einer Oligurie, und bei allen kam es zwischen dem 3. bis 10. Tage zu einem Rest-N-Anstieg. Injizierte er das Blut von solchen Tieren, denen artefiziell eine schwere Leberschädigung beigebracht war und die auf Grund dieser Schädigung ein hepatorenales Syndrom boten, anderen gesunden Tieren, so kam es auch bei diesen zu einer Reststickstoffvermehrung bis zu 90 mg%. Alle Tiere, sowohl die mit der primären Leberschädigung als auch die, denen das Blut appliziert worden war, zeigten histologisch ganz ausgedehnte Nierenveränderungen. WANGENSTEEN stellte fest, daß nach einer Implantation von Leber in die Bauchhöhle alle Tiere starben; eine Implantation von Milz- und Nierengewebe wurde besser vertragen. Er konnte auch in Alkoholextrakten aus der Leber noch toxische Substanzen nachweisen.

So besteht wohl kein Zweifel darüber, daß im Laufe von Schädigungen der Leber es auch zu Nierenveränderungen kommen kann und daß infolge des Leberschadens entweder erhebliche Störungen der physiologischen Aufgaben die Folge sind, auf Grund deren es zu einer Bildung von für die Nieren und den Organismus schädlichen Substanzen kommt oder daß sie auch normalerweise schon in der Leber vorhanden sind und nur unter diesen krankhaften Verhältnissen frei werden und so an die anderen Zellen des Körpers herangelangen können.

Mannigfaltig sind die *Versuche des Nachweises dieser toxischen Substanzen.* SHAMBOUGH und CURTIS sahen nach der Zufuhr von Tyrosin beim Tier eine Oligurie auftreten, und sie konnten auch in diesen Fällen pathologisch-anatomische Nierenveränderungen nachweisen. Bei den Fällen, die im Verlaufe ihrer mit einem Ikterus einhergehenden WEILschen Krankheit eine Azotämie aufwiesen, haben wir den Nachweis erbringen können, daß sie durch den Urin Tyrosin ausschieden. (Die Untersuchungen wurden von Herrn Dr. JAKOB am hiesigen Physiologisch-Chemischen Institut vorgenommen, der das Tyrosin in diesen Fällen in Krystallform durch Einengung des Urins und durch chemische Proben nachweisen konnte.) Die Tyrosinausscheidung haben wir aber bei allen Fällen vermißt, bei denen der Ikterus, mochte er auch mit einer sehr hohen Bilirubinämie einhergehen, nicht mit einer Azotämie vergesellschaftet war. Er gibt nun aber sicher hepatorenale Veränderungen, bei denen der Nachweis von Tyrosin nicht gelingt. So sehen wir auch in dem Tyrosin, das bei unseren Patienten gefunden wurde, bei denen im Verlaufe des Ikterus eine Azotämie auftrat, nicht so sehr das toxische Moment, wenigstens nicht das einzige, sondern halten die Tyrosinausscheidung mehr für einen Ausdruck der Schwere des Leberschadens.

FIESSINGER ist auf Grund seiner Untersuchungen der Ansicht, daß für die toxischen Veränderungen im Verlaufe schwerer Leberschäden das vermehrte Auftreten der Polypeptide mitverantwortlich sei. Die Polypeptide, die als Zwischenprodukte beim Abbau des großen Eiweißmoleküls entstehen, werden zu einem Teil durch die Nieren ausgeschieden, zum anderen Teil werden sie in der Leber entgiftet, in dem sie sie weiter abbaut. Eine Vermehrung der Polypeptide kommt vor, wenn es zu einem gesteigerten Untergang von Zellen kommt, sie kann aber auch vorhanden sein, wenn eine Herabsetzung der Ausscheidung vorliegt, wie es bei Nierenschäden der Fall ist, und schließlich sah er eine erhebliche Vermehrung bei Lebererkrankungen, insbesondere im Endstadium schwerer Leberstörungen, während sie bei leichten Leberschäden vermißt wird. Diese Steigerung der Polypeptide sah FIESSINGER auch im Tierversuch, wenn er Lebernekrosen gesetzt hatte. Die gleiche Ansicht wie Fiessinger vertreten Dudal, Roux und Goiffon.

Sato und seine Schule (u. a. Sakurada, Asada, Asakura und Niitsu) sind der Ansicht, in der Leber ein Hormon gefunden zu haben, dessen Wirkung bei schweren Leberschäden leidet, so daß durch seinen Ausfall ein Teil der als Folge dieser Leberveränderungen auftretenden Störungen bedingt wäre.

Die bisher geschilderten klinischen und experimentellen Ergebnisse kann man also *dahingehend zusammenfassen, daß es bei schwereren Leberschädigungen zu Nieren- und überhaupt zu anderen Zellveränderungen kommt, die Funktionsausfälle dieser Zellsysteme zur Folge haben*, die *auch in pathologisch-anatomischen Veränderungen ihren Ausdruck* finden können. Als *auslösende Momente* kommen hierbei Produkte in Frage, die infolge der Lebererkrankung entweder in der Leber selbst entstehen, oder es handelt sich um Substanzen, die sich auch normalerweise schon in der Leber finden, aber unter diesen krankhaften Verhältnissen erst ausgeschwemmt werden, oder schließlich kommt es infolge der Leberschädigung zu einer partiellen oder völligen Aufhebung der physiologischen Aufgaben der Leber, so daß Stoffwechselabbauprodukte nicht zu chemischen Verbindungen umgebaut werden können, die für den Körper unschädlich sind. Die so entstehenden toxischen Stoffe bilden für die lebende Zelle starke Gifte, die zunächst zu erheblichen Beeinträchtigungen und Funktionsstörungen führen und schließlich ihren Untergang zur Folge haben können.

So sind auch bei der Weil*schen Krankheit die Befunde zu erklären*, daß bei gleich starkem Ikterus einmal eine Azotämie auftritt, während sie bei dem anderen vermißt wird: Die Unterschiede sind in dem graduellen Ausmaß des Leberschadens, als deren Ausdruck wir in unseren Fällen die Tyrosinausscheidung ansahen, zu suchen.

Bei den von uns angeführten Weil-Patienten war der *Ikterus das führende*, die *Azotämie* aber *das alarmierendste Symptom*, weil wir wissen, daß von ihrem Verlauf in weitestgehendem Maße der Ausgang der Krankheit abhängt. Wir fanden dabei, daß die Reststickstofferhöhung wohl vorwiegend auf eine Vermehrung des Harnstoffs zurückzuführen war. Allerdings haben wir im akuten Stadium der Azotämie keine Bestimmungen des Residual-N vorgenommen, aber es ist schon rein rechnerisch ersichtlich, daß der Harnstoffanteil den größten Anteil an der Rest-N-Erhöhung ausmacht. Wir haben außerdem gelegentlich Bestimmungen der freien Aminosäuren und der Harnsäure auch im akuten Stadium der Azotämie durchgeführt und dabei feststellen können, daß entweder gar keine oder zum mindesten keine nennenswerte Erhöhung dieser Substanzen vorlag. Allerdings machen sie nicht den einzigen Anteil des Residual-N aus, und es sind von anderer Seite gerade Vermehrungen des Kreatins beobachtet worden (Olmer und Vague). Die Möglichkeit, daß also eine gewisse Residualstickstoffvermehrung bei unseren Fällen vorgelegen haben kann, muß offen gelassen werden. Das ändert aber nichts an den prinzipiellen Überlegungen und Feststellungen, auf die es ankommt.

Wir sahen *bei unseren Patienten akut-azotämische Zustände* auftreten, für die wir den Nachweis erbringen konnten, daß *eins der wesentlichsten Zeichen* hierfür in der *erheblichen Vermehrung des Harnstoffs* zu erblicken ist. In der Klinik sind diese Veränderungen bislang mit dem Begriff der Niereninsuffizienz verbunden.

Nur NONNENBRUCH hat gezeigt, wie wir bereits erwähnten, daß es auch bei einer intakten Nierenfunktion dann zu einer Vermehrung des in normalem Ausmaß gebildeten Harnstoffs kommen kann, wenn zuwenig Wasser zur Eliminierung des Harnstoffs zur Verfügung steht. Bei den Fällen aber, auf die wir in diesem Zusammenhang Bezug nehmen, war die *Wasserausscheidung nicht nur völlig intakt, sondern im Gegenteil sogar überschießend.* Wir konnten dabei weiterhin feststellen, daß eine *reichliche Ausscheidung von Stickstoff* erfolgte, die in Anbetracht der Tatsache, daß die Eiweißzufuhr während dieser Zeit minimal war (die Patienten erhielten nur $1-1^1/_2$ l Obstsäfte und etwa 0,5 kg Frischobst), andere als durch die Eiweißzufuhr und die normale Abnutzungsquote zu erklärende Gründe haben muß. Diese Feststellung haben wir nicht allein machen können; zu gleichen Resultaten kamen HOESCH, PAGNIEZ und ESCALIER, WIDAL und MAY, MERKLEN, MERKLEN und LIOUST, DÉROT, AMEUILLE, GARNIER, VARELA und RUBINO, BICART und ADNOT, RIVET, BRUHL und MOREAU, LEMIERRE, DESCHAMPS und BERNARD. Wir haben keine laufenden Untersuchungen der ausgeschiedenen Stickstoffmengen durchgeführt, sondern uns durch häufigere Untersuchungen von der überschießenden Stickstoffausscheidung überzeugt. Weil wir der Ansicht sind, daß diese Feststellungen außerordentlich wichtig für die Beurteilung und Deutung des Krankheitsgeschehens in diesen Fällen sind, seien aus der großen Zahl der angeführten Beobachtungen einige sehr eindrucksvolle angeführt. MERKLEN und LIOUST[1] haben laufende Kontrollen des Bluthamstoffs und der Harnstoffausscheidung vorgenommen. Aus dieser Arbeit geben wir einen Teil der Tabelle wieder, in der sie die Untersuchungsergebnisse ihrer Beobachtung 5 zusammenstellen:

Datum	Urinmenge	Urinharnstoff (Tagesausscheidung) g	Bluthamstoff
17.—18. 6.	4400	53,20	
18.—19. 6.	1130	47,46	
19.—20. 6.	—	—	20. 6. 55 mg%
20.—21. 6.	1400	56,00	
21.—22. 6.	2450	39,20	
22.—23. 6.	2230	39,02	
23.—24. 6.	2070	21,92	23. 6. 100 mg%

Ihrer Beobachtung 6 entnehmen wir folgende Resultate (Teil der Tabelle):

Datum	Urinmenge	Urinharnstoff (Tagesausscheidung) g	Bluthamstoff
15.—17. 8.	410	3,69	17. 8. 145 mg%
18.—19. 8.	1050	18,90	
19.—20. 8.	1580	38,71	
20.—21. 8.	1620	51,84	
21.—22. 8.	1410	47,94	21. 8. 346 mg%

Recht eindrucksvoll ist auch ihre Beobachtung 2: Am 3. Tage seiner Erkrankung wird der Patient aufgenommen, die Urinausscheidung beträgt an

[1] MERKLEN et LIOUST: Bull. Soc. méd. Hôp. Paris **40**, 1686 (1916).

diesem Tage 800 ccm, die Harnstoffausscheidung 11,20 g. Die Bestimmung des Harnstoffs im Blut ergibt 333 mg%. In den nächsten 4 Tagen steigt der Blutharnstoff auf 419 mg% an; die Urinmenge beträgt während dieser Zeit 11180 ccm, die ausgeschiedene Harnstoffmenge 212,65 g. In den nächsten 25 Tagen geht der Ikterus zurück, und die azotämischen Veränderungen klingen während der gleichen Zeit ab.

Eine andere Beobachtung verdient wiedergegeben zu werden. Merklen[1] berichtet von seinem Fall 14, daß er bereits mit einem Ikterus zur Aufnahme gelangte. Er starb am 7. Tage nach der Aufnahme (9. Krankheitstag) im tiefen Koma. Die Resultate der chemischen Untersuchungen:

Datum	Urinmenge	Urinharnstoff (Tagesmenge) g	Blutharnstoff mg%
20.—21. 5.	1520	22,50	18. 5. 450 mg%
21.—22. 5.	2090	34,0	20. 5. 400 mg%
22.—23. 5.	2000	30,0	23. 5. 483 mg%

Der Tod erfolgte vom 24. auf den 25. V. Bei der Obduktion fand sich an den Nieren eine „leichte epitheliale Nephritis“

Lemierre, Deschamps und Bernard[2] bestimmten täglich bei einem ihrer Patienten den Harnstoff, Urinmenge und Harnstoffausscheidung. Sie fanden (von uns in nebenstehender tabellarischer Form geordnet:

Urinmenge	Urinharnstoff (Tagesausscheidung) g	Blutharnstoff
500	—	332 mg%
1000	—	463 mg%
2500	52	541 mg%
3000	44	561 mg%
(Todestag) 3500	61	547 mg%

Die histologische Untersuchung ergab an den Nieren „sehr geringfügige epitheliale Läsionen, und auch die noch möglicherweise durch die Leichenveränderungen bedingt“.

Hoesch fand bei einem seiner Patienten während der Zeit, wo auch erhöhte Blutharnstoffwerte feststellbar waren, eine vermehrte Ausscheidung des Harnstoffs (270 g in 9 Tagen.)

Die Angaben über die höchsten Harnstoffwerte, die wir im Schrifttum des infektiösen Ikterus verzeichnet sahen, finden sich bei Chauffard, der bei einem seiner Patienten eine Harnstoffausscheidung von 146 g innerhalb von 24 Stunden feststellen konnte.

Wir glauben, daß sowohl unsere eigenen als auch die aus dem Schrifttum angeführten Beobachtungen zu dem Schluß berechtigen, daß diese hochgradigen und zum Teil zum Tode führenden Azotämien nicht in der Form nephrogen bedingt sein können, wie wir es von der Niereninsuffizienz her kennen. Gehört zum Bilde der rein nephrogenen Reststickstoffsteigerung das Unvermögen der Niere, den zunächst noch in normaler Menge gebildeten Harnstoff in ausreichender Weise auszuscheiden, so daß daraus die Reststickstoffvermehrung resultiert, so sehen wir im Gegensatz dazu bei dieser Form der Azotämie im Verlaufe der Weilschen Krankheit (und auch anderer schwerer Ikterusformen) eine weit

[1] Merklen: Rev. Méd. **35** (1916).
[2] Lemierre, Deschamps et Bernard: Bull. Soc. méd. Hôp. Paris **48**, 861 (1924).

über das normale Maß hinausgehende Stickstoffausscheidung, die so hoch ist, wie wir nochmals betonen möchten, daß der allein aus der Nahrung und aus dem normalen Untergang der Körperzellen stammende Stickstoffanteil zu ihrer Erklärung nicht ausreicht. Gleichzeitig aber sehen wir eine Reststickstoffsteigerung im Blut auftreten. Wir stehen, soweit die *Entstehung der Harnstoffvermehrung im Blute* es angeht, auf dem Standpunkt, daß hierfür der *Grund sowohl in extrarenalen als auch in renalen krankhaften Vorgängen zu suchen* ist.

GARNIER erklärt die extrarenalen Ursachen der Erscheinungsformen der akuten Azotämie, soweit sie sich in einer Steigerung des Bluthamstoffs äußert, durch eine „Hyperhépatie", die in einer „Suractivité fonctionnelle du foie" bestehe. Ihre Symptome sieht er in einer vermehrten Gallenfarbstoffbildung, der erhöhten Aceturie und einer vermehrten Zuckerbildung. Die vermehrte Harnstoffausscheidung beruht auf einer vermehrten Bildung, die durch vermehrten Zellzerfall oder alimentär bedingt ist. Für den vermehrten Zellzerfall kommen in erster Linie Blutbestandteile in Frage, da das Gift der Leptospiren eine besondere Affinität zu den hämoglobinhaltigen Zellen zu haben scheine. Anatomisch wird diese „Hyperhépatie" so erklärt, daß zwar eine gewisse Anzahl von Zellen zugrunde gegangen, aber eine größere Anzahl neuer gebildet sei. Die Aufgabe der Leber bei diesem Geschehen ist nach unserer Ansicht hierbei aber eine passive und nicht eine aktive, wie GARNIER glaubte. Nicht von sich aus bildet sie ein Mehr an Harnstoff, sie verarbeitet vielmehr das infolge der Schädigung der Peripherie entstehende größere Angebot von Eiweißabbauprodukten zu Harnstoff. Diese Deutung setzt allerdings ein nicht gestörtes Harnstoffbildungsvermögen voraus. Diese Annahme steht in keinem Widerspruch zu den Beobachtungen, die wir auch sonst zu machen in der Lage sind. Einmal verfügt die Leber, wie wir bereits betonten, über eine erhebliche Reserve. Wir kennen aber auch sonst in der Klinik Partialschäden eines Organs. Es sei daran erinnert, daß bei Störungen der exkretorischen Funktionen des Pankreas keine der inkretorischen aufzutreten brauchen. Andere Organsysteme, deren funktionelle Einheit noch sehr viel ausgesprochener ist, zeigen oft derartige partiale Schädigungen in ausgesprochener Weise. So kennen wir an der Niere Glomeruliveränderungen, die nicht auch notwendigerweise eine funktionelle Störung der Aufgaben der Tubuli zur Folge haben, ebensowenig wie das Umgekehrte der Fall zu sein braucht.

Unsere eigene Auffassung in der Erklärung dieser akuten Azotämien geht dahin, daß *infolge der Leberschädigung toxische Substanzen auftreten, die allgemeine Zellgifte darstellen und daher auch u. a. nephrotoxisch wirken. Infolge der Zellschädigung* kommt es zu einem *vermehrten Eiweißzerfall*, wobei die Eiweißabbauprodukte in der Leber zum Harnstoff abgebaut werden. Die Schädigung der Leber hat im Verlauf dieser Formen der akuten Azotämien nicht zu einem Verlust des Harnstoffbildungsvermögens geführt; die Leber kommt, worauf früher bereits hingewiesen ist, als einziges Organ der Harnstoffsynthese nur in Frage. Ihre Leistungsbreite ist außerordentlich groß, wie es die Versuche beweisen, wonach selbst große Verluste an Gewebe nicht zu einer Beeinträchtigung ihrer Funktionen führen. *Der vermehrte Eiweißzerfall geht in der Peripherie vor sich und nicht in der Leber.* Wäre die Leber insuffizient, so würde man eine Erhöhung des Residualstickstoffs finden mit einer gleichzeitigen Abnahme des Harnstoffbildungsvermögens. Sehen wir die pathologisch-physiologischen Vorgänge so an, so vermögen wir auch den Weiserschen Standpunkt nicht zu teilen, wenn er die Residualstickstoffvermehrung für den einzigen Ausdruck der Eiweißstoffwechselstörung hält. Der prinzipielle Unterschied ist nicht hierin, sondern in dem unterschiedlichen Verhalten der Leber zu sehen. Verfügs die Leber noch über genügend funktionstüchtiges Gewebe, so kommt es zu einem Abbau bis zum Harnstoff, während erst bei einer Einschränkung oder dem Verlust dieser Fähigkeit bei einer gleichzeitigen Nierenschädigung der Residual-N-Anstieg resultiert.

Einen weiteren Beweis für die Richtigkeit dieser unserer Ansicht sehen wir darin, daß es im Verlaufe dieser akuten Azotämien zu einer *erheblichen Verminde-*

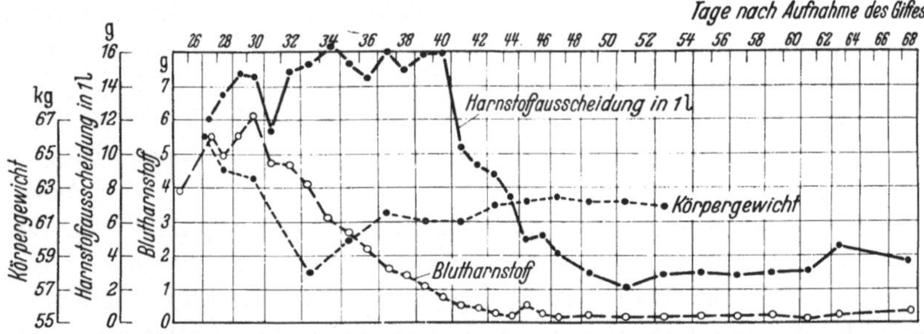

Abb. 7. In der Abbildung ist das Verhalten von Blutharnstoff, Harnstoffausscheidung und Körpergewicht kurvenmäßig dargestellt. Man erkennt, daß es trotz mengenmäßig ausreichender Harnstoffausfuhr zunächst noch zu einem weiteren Blutharnstoffanstieg kommt. Bei etwa gleichbleibender Harnstoffausfuhr kommt es dann aber zu einem Rückgang des Blutharnstoffes innerhalb weniger Tage zum Abfall zur Norm. In Anbetracht der gleichmäßig guten Harnstoffausscheidung kann zunächst der Anstieg des Blutharnstoffes nur auf eine über das normale Maß hinausgehende Harnstoffbildung, der Abfall zur Norm aber nur auf ein Nachlassen der Mehrbildung zurückgeführt werden. Die Mehrbildung des Harnstoffes ist auf einen vermehrten Eiweißabbau durch Zugrundegehen von Zellen zurückzuführen, wie der Abfall der Gewichtskurve es beweist. (Die Abbildung ist der Arbeit von Duvoir, Laudat, Pollet und Bernard [Bull. Soc. méd. Hôp. Paris **49**, 607 (1933)] entnommen.)

rung der Erythrocyten und des Hämoglobingehaltes kommt. Dieses Zugrundegehen von Blutkörperchen findet seinen Ausdruck in pathologisch-anatomischen Veränderungen, die sich in einer *vermehrten Eisenspeicherung* äußert. Unser Fall 4 und 5 läßt in sehr schöner Weise dieses Auftreten der Anämie während der akuten Azotämie erkennen. Wir erleben es aber gleichzeitig, daß es während des akuten Verlaufes dieser Erscheinungen zu einer ganz rapiden Abnahme des Körpergewichtes kommt. Auch hierin sehen wir eine Folge des vermehrten Unterganges von Zellen. In sehr eindrucksvoller Weise läßt dieses Verhalten sich in einer kurvenmäßigen Zusammenstellung von Duvoir, Laudat, Pollet und Bernard erkennen, in der Harnstoffausscheidung, Blutharnstoff und Körpergewicht kurvenmäßig dargestellt ist (s. Abb. 7!). Man kann daraus entnehmen, daß bei ausreichender Stickstoffausfuhr es doch zu einer Vermehrung des Harnstoffs im Blut gekommen ist, während gleichzeitig eine erhebliche Gewichtsabnahme auftritt, die erst dann zum Stillstand kommt, als auch die Erscheinungen der akuten Azotämie im Schwinden begriffen sind.

Gar zu häufig kommt es aber auch im Verlaufe dieser Zustände zu einer *Störung der Nierenfunktion.* Als konstantes Symptom der Nierenbeteiligung beim hepatorenalen Syndrom haben wir eine Herabsetzung der Konzentrationsfähigkeit der Nieren gefunden. Sie läßt sich einmal dann nachweisen, wenn man laufend Bestimmungen des spezifischen Gewichtes der Tagesausscheidungen bei Ikterischen feststellt und wird in unseren Fällen durch den Ausfall des Wasser- und Konzentrationsversuches bewiesen. Die Leistungsbreite der Niere ist eingeschränkt, die in der Hyposthenurie zum Ausdruck kommt, wie sie unsere Fälle 4 und 5, bei denen wir wiederholt Nierenfunktionsprüfungen durchgeführt haben, gerade auch dann die Hyposthenurie erkennen lassen, wenn man die Kranken dursten läßt. AMEUILLE gibt an, daß das Harnstoffkonzentrationsvermögen der normalen Niere bis zu 4,5%, DÉROT, daß es bis zu 5% betrage. DÉROT weist darauf hin, daß in den Fällen von Leber-Nierenschädigung, bei denen gleichzeitig eine vermehrte Polyurie und eine vermehrte Harnstoffausscheidung besteht, diese Konzentrationen nicht erreicht werden, und sieht darin eine der Hauptstörungen der Nierenfunktion.

Durch diese Störungen des Harnstoffausscheidungsvermögens der Niere bei gleichzeitiger Mehrproduktion von Harnstoff ist die Blut-Harnstoffvermehrung erklärt. Kommt es nicht zu einer Behebung der Leberschädigung, so ist die Fortdauer des erhöhten Zellzerfalls in der Peripherie die Folge. Die Leber verarbeitet die ihr zugeführten Eiweißprodukte zu Harnstoff, die Niere aber vermag der vermehrten Harnstoffzufuhr nicht durch eine ausreichende Ausfuhr gerecht zu werden, obwohl die absolute Harnstoffausfuhr gegenüber der Norm erhöht ist. Läßt der erhöhte Zellzerfall nach und damit die vermehrte Harnstoffbildung, so kann die Niere trotz ihrer Schädigung den noch vermehrt im Körper vorhandenen Harnstoff ausscheiden. Es resultiert jetzt aber eine Abnahme des Bluthamstoffs, und schließlich kommt es zum Schwinden der Azotämie. Nach den Untersuchungen NONNENBRUCHS ist aber durch die Herabsetzung des Harnstoffkonzentrationsvermögens der Niere gegenüber der Norm die Hyposthenurie nicht erklärt. Er gibt an, daß eine 1proz. Harnstofflösung nur ein spezifisches Gewicht von 1003 und eine 1proz. Kochsalzlösung nur ein solches von 1005 hat. Das Wesentliche sieht er in einer Herabsetzung der organischen Substanz, worunter er den organischen Rest nach Abzug des Harnstoffanteiles versteht, dessen Aufbau aber im einzelnen noch unbekannt ist. Er macht etwa 2—4% aus und ist vorzüglich für das hohe spezifische Gewicht verantwortlich. Dieser organische Rest erfährt aber ebenfalls bei der Leber-Nierenstörung eine Herabsetzung.

BORDIN hat den oft zitierten Satz aufgestellt: „Der Residualstickstoff ist für die Leber das, was für die Niere der Harnstickstoff bedeutet, seine Vermehrung im Blut ist auf eine Läsion der Leberfunktion zurückzuführen, ebenso wie die Vermehrung des Harnstoffes auf eine Nierenfunktionsstörung zurückzuführen ist.“ Dieser Satz bedarf heute insofern einer Erweiterung, als es nicht mehr zweifelhaft sein kann, daß es zu einer Vermehrung des Bluthamstoffs kommen kann, für die man nicht allein die Niere verantwortlich zu machen hat, sondern bei deren Zustandekommen auch die Leber mit beteiligt ist.

Wir glauben uns berechtigt, diese Form deswegen als *vorwiegende Produktionsurämie* auffassen zu dürfen, weil hierin der eigentliche Grund der Azotämie begründet ist. Hält sich die Harnstoffbildung wieder in normalen Ausmaßen, so ist die zwar noch geschädigte Niere diesen Anforderungen doch noch gewachsen, und es kommt nicht zu einer Harnstoffvermehrung im Blut.

Gesellt sich zu dem Bild, wie wir es eben beschrieben, noch eine Oligurie oder gar eine Anurie, so ist der baldige deletäre Ausgang gewiß, wenn es nicht gelingt, die Wasserausscheidung wieder in Gang zu setzen. Aber auch bei dieser Form der Produktionsurämie kann es zum tödlichen Ausgang kommen, wie die Beobachtungen von Lemierre, Deschamps und Bernard, Bruhl und Moreau und Merklen und Lioust beispielsweise beweisen. Daß es auch bei diesen Formen der Azotämie zu einer Erhöhung der Ambardschen Konstante, d. h. des Verhältnisses von Blutharnstoff zu Harnstoffausfuhr kommt, ist nur erklärlich und steht nicht in Widerspruch zu unserer Auffassung, daß es sich hierbei um eine Azotämie handelt, bei der sowohl die Leber- als auch die Nierenschädigung gemeinsam vorhanden sein müssen, um diese Form der Reststickstoffsteigerung zu erklären. Sie ist ja lediglich bei einer Erhöhung Ausdruck des Mißverhältnisses von Harnstoffbildung zur Ausfuhr. So fanden eine Erhöhung der Ambardschen Konstante Hoesch, Gaujoux, Brahic, Garnier und Reilly, und es ließen sich noch einige andere anführen, die gleiche Beobachtungen machen konnten. Aus dem bisher Gesagten ist ersichtlich, daß es während des akut azotämischen Zustandes sogar zu einer Erhöhung dieser Ambardschen Konstante kommen muß.

Bei unseren Kranken, die an einer derartigen akuten Azotämieform litten, haben wir eine Vermehrung des Xanthoproteins und Indicans feststellen können. Gleiche Beobachtungen machten Brahic und Hoesch. Daß Xanthoproteinvermehrungen im Verlaufe von Leberkrankheiten vorkommen, ist bekannt und wird beispielsweise schon von Becher berichtet. Eine Indicanvermehrung deutet aber auf eine vermehrte Aufnahme von toxischen Substanzen vom Darm aus hin. Wir sehen diese Indicanvermehrung als ein charakteristisches Zeichen der Niereninsuffizienz an. Das Auftreten dieser Substanzen beruht zu einem Teil darauf, daß die entgiftende Funktion der Leber fortfällt. Daß dem in der Tat so ist, dafür spricht eine Beobachtung von Hoesch, die er in der gleichen Weise deutet: Bei einem seiner Patienten kam es nach einer Campherinjektion zu einem Zustand schwerster Erregung und zu Krämpfen. Hoesch führt diese Erscheinungen darauf zurück, daß eine mangelhafte Campherglucuronsäurepaarung infolge des Ausfalls der entgiftenden Funktion der Leber vorliegt. Bouchard erbrachte den Beweis, daß der Urin von Kranken, die an einer Urämie leiden, weniger toxisch für das Tier ist als der normale Urin. Um so beachtenswerter erscheinen die Beobachtungen von Chauffard, der feststellen konnte, daß die Toxizität des Urins während der Zustände, die hier zur Diskussion stehen, gesteigert ist. Verimpfte er nämlich Blut oder Urin einem Meerschweinchen intracerebral, so starb das Tier innerhalb von 2, 6 oder spätestens nach 8 Stunden, während es nach Abklingen der Krankheitserscheinungen am Leben blieb, wenn es mit Blut oder Urin geimpft wurde. Gerade die gleich hohe Toxität von Blut und Urin spricht dafür, daß auch hier die Verhältnisse anders liegen als bei der uns bisher bekannten und geläufigen Form der Niereninsuffizienz.

Gegen die Tatsache einer echten Urämie spricht zudem das *Verhalten des Blutdrucks*. Bei allen unseren Patienten haben wir ihn immer niedrig gefunden. Gleiches sahen Beiglböck, Hegler, Strasburger. Eine Erhöhung des Blutdrucks stellten beispielsweise Hoesch und Hamburger und Quellien und Baruk fest; allerdings glauben wir nicht, daß es sich bei diesen Beobachtungen um Veränderungen gehandelt hat, die wir diesen Zuständen zuzurechnen haben, sondern die nach der Schilderung der Fälle in das Gebiet der vorwiegenden Niereninsuffizienz gehören, das wir anschließend zu besprechen haben.

Es ist hervorzuheben, daß *bei diesen Azotämieformen eine chloroprive Situation* besteht, auf die schon CHAUFFARD hinwies und die wir, wie es unser Fall 6 beweist, nur bestätigen können. Die chloroprive Situation überdauert die Azotämie. Später kommt es aber zu einer vermehrten Chlorausscheidung, wenn nicht andere Krankheiten bestehen, welche die chloroprive Situation begünstigen.

Störungen des Lipoidstoffwechsels haben wir bei unseren Patienten nicht beachtet. HOESCH berichtet von einem seiner Fälle, eine Vermehrung des Cholesterins gefunden zu haben, die dem akut azotämischen Bild nachhinkte.

Störungen des Kohlehydratstoffwechsels wurden von mancher Seite festgestellt, so u. a. von GUDZENT, GARNIER, MERKLEN, BICART und ADNOT. Auch bei unserem Patienten war während des akut azotämischen Zustandes eine Hyperglykämie vorhanden, allerdings war eine vermehrte Zuckerausscheidung durch den Urin nicht festzustellen. Sie wurde aber von anderer Seite beobachtet. Pathologisch-anatomische Veränderungen wurden im Bereich des Pankreas nur von PICK, BEITZKE, BRUHL und MOREAU erhoben. Sie sind jedenfalls im Verlaufe der WEILschen Krankheit außerordentlich selten, so daß man die sehr viel häufigeren Kohlehydratstoffwechselstörungen darauf nicht zurückführen kann. Wir haben nur bei einem unserer Patienten eine Blutzuckerbelastung durchgeführt, während wir bei den anderen bislang beobachteten Fällen wegen des akut azotämischen Zustandes und der Schwere des Krankheitsbildes eine derartige Belastung nicht zumuten konnten. Die angeführte Blutzuckerbelastung ist wenig charakteristisch. Bemerkenswert wäre lediglich das Fehlen der hypoglykämischen Nachschwankung. Wir haben aber beim Scharlach, bei dem SCHOTTMÜLLER und FAHR Leberveränderungen im Sinne einer Hepatitis fanden, bisher unveröffentlichte Untersuchungen durchgeführt. Wir konnten dabei feststellen, daß dann eine Änderung der Blutzuckerkurve vorhanden war, wenn Leberschäden sich nachweisen ließen. Die Veränderungen der Blutzuckerkurve bestanden einmal darin, daß die Ausgangswerte zum Teil hoch lagen, weiterhin fand sich, daß der Blutzuckeranstieg auffallend hohe Werte erreichte und der Abfall zur Norm nur langsam erfolgte und in vielen Fällen noch nach 4 Stunden über 120 mg% lag. Die Norm war oft erst nach 6 Stunden erreicht, aber auch hier konnte eine hypoglykämische Nachschwankung nicht beobachtet werden. Bemerkenswert ist die Tatsache, daß in den Fällen, wo ausgesprochene Abweichungen der Blutzuckerkurve von der Norm bestanden, auch Leberveränderungen nachweisbar waren, die sich in einer vermehrten Urobilin- und Urobilinogenurie äußerten; in einem Teil der Fälle war auch eine Hyperbilirubinämie vorhanden. Die Leberschädigung konnten wir in diesen Fällen weiterhin durch den Ausfall der Galaktose- und Bilirubinbelastungsprobe beweisen. GARNIER, der Kohlehydratstoffwechselstörungen in Form von einer Glykosurie bei den Fällen nachzuweisen vermochte, die er als subakute und chronische Leberinsuffizienzen bezeichnet, führt diese Störungen im Zuckerhaushalt auf eine Leberinsuffizienz zurück, ja, er spricht sogar von einem „Diabète par anhépatie". Nach vorher schon angegebenen Feststellungen ist ein solcher Erklärungsversuch deswegen aber abwegig, weil man bei einer Leberinsuffizienz mehr eine Erniedrigung erwarten dürfte. Sehen wir auch am Krankenbett bei den Erscheinungen der

Leberinsuffizienz, wie sie bei der akuten gelben Leberatrophie auftreten, meist keine Verminderung des Blutzuckers, so doch sicher auch keine Vermehrung. Uns erscheint es angebracht, diese Hyperglykämie im Verlaufe der akuten Azotämien bei hepatorenalen Störungen eher durch einen Verlust des Glykogenspeicherungsvermögens der Leber zu erklären, das DRÄGERT auch mikroskopisch nachweisen konnte. Ob es dabei zu einer Glykosurie kommt oder nicht, hängt neben der Höhe des Blutzuckers von dem Grad der Durchlässigkeit des Nierenfilters ab.

Wasserhaushaltsstörungen bei Lebererkrankungen sind bekannt. Den physiologischen Einfluß der Leber auf den Wasserhaushalt haben wir eingangs besprochen. Über krankhafte Veränderungen berichten GILBERT und LEREBOULLET. Urine, die der gesunde Mensch nach Mahlzeiten entleert, sind klar, während die Nüchternurine am stärksten gefärbt sind. Eine besonders starke Färbung weisen die Urine morgens auf, die nüchtern entleert werden. Bei Leberkranken, so stellen die beiden Autoren fest, verhält es sich genau umgekehrt; jedoch sind diese Veränderungen nicht als ein Gradmesser für die Schwere der Erkrankung anzusehen. Sie stellten weiter fest, daß zwischen der stündlichen Wasserausscheidung und der Zusammensetzung an Harnstoff meist eine Änderung besteht, die lediglich von den Mahlzeiten abhängig ist. Normalerweise sind die Tagesurinmengen die reichlichsten, und zwar dann sind sie am größten, wenn vorher Mahlzeiten aufgenommen wurden. Bei Leberkranken ist es gerade umgekehrt: Im Anschluß an Mahlzeiten nimmt die Urinmenge ab. Sie scheiden meist den Urin aus in den Phasen, in denen sie nüchtern sind. Eine mangelhafte Ausscheidung fand bei Lebererkrankungen ADLERSBERG. NONNENBRUCH berichtet, daß man die Gründe für die Störungen im Wasserhaushalt bei Leberkrankheiten wohl zuerst in dem Gebiete zu suchen hat, das VOLHARD unter der Vorniere zusammenfaßt, besonders dann, wenn anatomische Nierenveränderungen fehlen.

Daß es *im Verlauf leichter Leberschädigungen* zu einer *Polyurie* kommen kann, war den alten Klinikern bereits bekannt. *Schwerere* lassen eine *Oligurie und Anurie* erkennen. Diese Erfahrungen stimmen mit unseren Beobachtungen auch in den Fällen von katarrhalischem Ikterus überein. Eine Oligurie findet sich in dem von uns angeführten Fall 1, in dem die pathologisch-anatomisch nachgewiesenen Nierenveränderungen für diese Form der Oligurie nicht verantwortlich zu machen sind. Auch bei den akuten hepatorenalen Veränderungen, die mit einer Azotämie einhergehen, kommt es zu Wasserhaushaltsstörungen, die in den von uns wiedergegebenen Fällen in erster Linie in einer Polyurie bestehen. Wir haben gezeigt, daß die Azotämie in diesen Fällen vorwiegend auf eine Vermehrung des Harnstoffes zurückzuführen ist. Nun ist die diuretische Wirkung des Harnstoffs bekannt, und es wäre durchaus denkbar, daß die Polyurie während des akut azotämischen Zustandes eine Harnstoffpolyurie wäre. Dadurch läßt sich aber die Tatsache, daß auch die vermehrte Urinausscheidung noch lange Zeit, nachdem der akut azotämische Zustand überstanden ist, weiterbesteht, nicht erklären (s. Abb. 5; vgl. Fall 3!). Man kann sich vorstellen, daß der Körper sich dieser vermehrten Wasserausscheidung deswegen bedient, um bei der bestehenden Funktionsstörung der Nieren die vermehrte Harnstoffbildung zu kompensieren. Wir sehen aber die Polyurie auch weiterbestehen, wenn er dieses Zustandes Herr geworden ist, und die großen Wassermengen wären zur Ausscheidung des jetzt wieder in normaler Menge gebildeten Harnstoffs nicht mehr erforderlich. Uns scheint, daß man nicht mit absoluter Sicherheit in diesen Fällen die dominierende Rolle der Leber beweisen kann. *Dafür* spricht jedoch die Tatsache, daß bei reinen derartigen Nierenveränderungen die Polyurie fehlt sowie ein gewisser Parallelismus zwischen Ikterus und Polyurie insofern, als mit einem Rückgang des Ikterus auch ein Rückgang der Polyurie in manchen Fällen einhergeht.

Zur *Klinik der Azotämien* ist zu sagen, daß in den leichten Formen die Grundkrankheit das klinische Bild beherrscht, nur daß der Erschöpfungszustand vielleicht ein stärkerer ist als bei den ohne Azotämie einhergehenden Ikterusformen. Kommt es zu stärkeren Graden der Azotämie, so tritt eine gewisse Somnolenz auf, aus der aber die Patienten wieder zu erwecken sind. Leitet dieser Zustand zum Koma über, so beherrscht dieses das Geschehen. Wir selbst haben in einem so bedingten Koma noch keinen Patienten gesehen und sind hier auf die Literatur angewiesen. MERKLEN beschreibt dieses Koma wie folgt: Es treten oft Rückenschmerzen auf, urämisches Erbrechen stellt sich ein, Kopfschmerzen sind vorhanden, eine Miosis ist zu beobachten, Sehstörungen, Krämpfe, quälender Singultus und Hämorrhagie können auftreten.

3. Produktionsurämie mit Übergang zur Retentionsurämie.

Fall 7. Der 37 Jahre alte Patient A. S. gab an, während des Weltkrieges eine Gasvergiftung durchgemacht zu haben. An Kinderkrankheiten entsinnt er sich nicht, auch sonst ist er angeblich nie ernstlich krank gewesen. Während des Sommers 1936 hatte der Patient wiederholt im Freien gebadet. Letztes Freibad am 2. 7. 36. Am nächsten Morgen wachte er mit Kopfschmerzen auf, ging aber noch zur Arbeit. Nachmittags hatte er Fieber bis 39,8°, schwitzte sehr stark. Am 4. 7. 36 suchte er einen Arzt auf, der eine Grippe annahm und Schwitzkuren anordnete. Am gleichen Tage bemerkte er auch, daß er nicht mehr recht gehen konnte, weil ihm die Knie schlapp wurden. Während der nächsten 2 Tage stellten sich Wadenschmerzen ein. Gleichzeitig begann er langsam gelb zu werden. Als ihn am 9. 7. 36 der Arzt besuchte, war die Gelbsucht schon sehr hochgradig. Er wies ihn der Klinik ein.

Bei der Aufnahme am 9. 7. 36 klagte der Patient über einen starken Druck in der Magengegend und Beschwerden beim Luftholen. Klagen über dauerndes Kopfweh. Der Appetit war während der ganzen Zeit der Krankheit sehr schlecht. Der Patient bemerkte, daß er während der letzten Tage häufiger Wasser lassen mußte, und daß der Urin sehr dunkel gefärbt war.

Befund. Es handelte sich um einen Patienten in gutem Ernährungszustand. Es bestand eine sehr starke ikterische Verfärbung der Skleren und der Haut. Eine diffuse Klopfempfindlichkeit des Kopfes war vorhanden. Es bestand eine Conjunctivitis, ein Herpes labialis ist nachweisbar. Über den Lungen fanden sich keine Schalldifferenzen, wohl aber vereinzelt Giemen und Pfeifen. Die Leber überragte den rechten unteren Rippenbogen um zwei Querfinger, die Milz war gut tastbar. Es bestanden diffuse Muskelschmerzen, besonders in den Waden. Bei der Aufnahme bestanden Temperaturen von 38,5°. Der Blutdruck betrug 170/120 mm Hg. Blutbild: Hämoglobin 92%, Leukocyten 15600. Myelocyten 15%, Jugendliche 2%, Stabkernige 6%, Segmentkernige 71%, Lymphocyten 16%. Im Urin ergibt die Eiweißprobe eine Trübung. Urobilin, Urobilinogen und Gallenfarbstoffe sind nachweisbar, im Sediment finden sich reichlich Erythrocyten, vereinzelt Leukocyten und granulierte und hyaline Zylinder.

Verlauf. 10. 7. 36: Patient hat am 9. und 10. 7. zusammen insgesamt 60 ccm Weil-Serum bekommen. Blutsenkung 80 mm nach einer und 100 mm nach 2 Stunden. Agglutination auf Weil negativ. Es besteht eine ausgesprochene hämorrhagische Diathese. Außer den in der Abb. 8 und 9 wiedergegebenen Untersuchungsergebnissen findet sich ein Blutzucker von 176 mg% und ein Kochsalzgehalt des Blutes von 550 mg%. 11. 7. 36: RR. 120/80 mm Hg. Befunde sonst unverändert. 13. 7. 36: *Blutzucker 164 mg%. Kochsalz 570 mg%. Harnstoffausscheidung durch den Urin 17 g.* Deutliche Zunahme des Ikterus. Verschlechterung des

Allgemeinzustandes. Teerstühle. Auftreten eines morbiliformen Exanthems. **15. 7. 36:** Weitere Verschlechterung des Zustandes, starke Teerstühle, quälender Singultus, Zunahme des morbiliformen Exanthems. *Tyrosin in Krystallen* und durch Farbreaktionen im Urin nachweisbar. Blutdruck 120/80 mm Hg. 17. VII. 36: Sehr starke weitere Verschlechterung. Auftreten von Erbrechen. RR. 140/50 mm Hg. *Kochsalz 540 mg%. Blutzucker 149 mg%.* Weil-Komplementbindung positiv bis 1/200. Die Temperaturen liegen seit dem 11. 7. 36 um Werte zwischen 37 und 38°. Gehäuftes Erbrechen. 18. 7. 36: Weitere Verschlechterung. Der Patient ist somnolent, aber auf Anruf noch ansprechbar. Der Ikterus hat abgenommen. Bilirubin ist im Urin nicht mehr nachweisbar. Indican im Blut stark vermehrt. 19. 7. 36: Die Somnolenz nimmt zu, gegen Abend ist der Patient nicht mehr ansprechbar. Am 20.7.36 ist im Urin Tyrosin nicht mehr nachweisbar. Harnstoffausscheidung 2,7 g. Der *Exitus letalis* erfolgt am 21. 7. 36 um 16,20 Uhr.

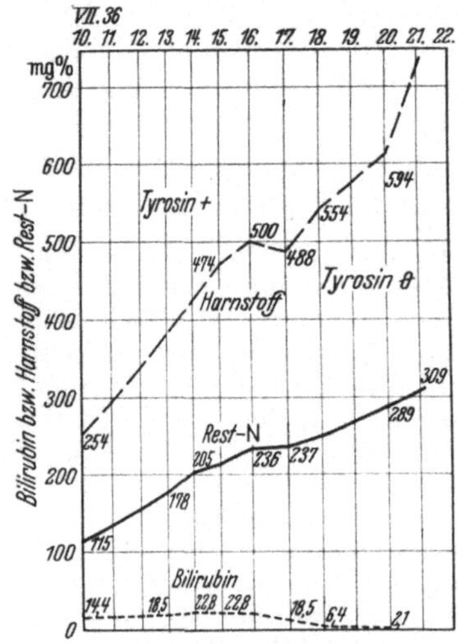

Abb. 8 (Fall 7). WEILsche Krankheit, zunächst unter dem Bilde einer akuten Azotämie (vorwiegenden Produktionsurämie) verlaufend mit ausreichender Harnstoffausscheidung durch den Urin. Anfangs während dieses Stadiums auch Tyrosinausscheidung durch den Urin. Dann aber langsamer Rückgang der Bilirubinämie, kurz dauernder Stillstand der Azotämie. Dann erneute Zunahme der Azotämie, jetzt aber kein Tyrosin mehr im Urin nachweisbar und auch unzureichende Harnstoffausscheidung durch den Urin. Anstieg des Blutdrucks.

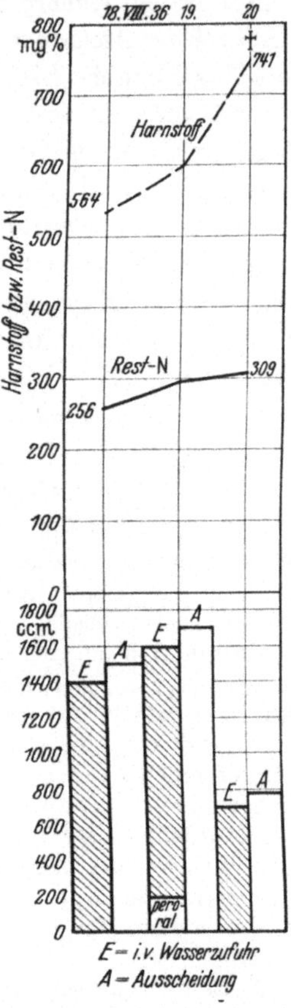

Abb. 9 (Fall 7). Bei dem gleichen Patienten erweist sich die Wasserausscheidung als noch intakt. Auch im Präkoma und tiefen Koma werden die intravenös zugeführten Flüssigkeitsmengen noch völlig ausgeschieden.

Obduktionsbefund. (Hiesiges Pathologisches Institut.) Anatomische Diagnose: WEILsche Krankheit. Allgemeiner Ikterus; ikterische Leber; hochgradige interstitielle Nephritis. Hämorrhagische Diathese. Blutungen in der Darmschleimhaut des unteren Ileums, besonders in den Darmlymphknötchen; Blutungen in der Nierenbeckenschleimhaut beiderseits; Blutungen in der Oesophagusschleimhaut nahe an der Kardia mit geringer oberflächlicher Verschorfung; fragliche ganz kleine Blutungen im Gehirn, besonders im Pons. Etwas weiche Milz. Ausgedehnte zusammenfließende Herdpneumonien in den hinteren Lungenteilen. Verkalkter Lymphknoten im Mesenterium. Oberflächlicher Milzkapselriß. Hautblutungen an den Armen.

Histologische Untersuchung. Leber: Gallethromben in den Läppchenmitten, geringe Zellockerung. Starke Eisenspeicherung in den KUPFFERschen Sternzellen, in den Läppchenmitten auch Gallespeicherung. Ganz geringe Eisenspeicherung in den Leberzellen am Läppchenrand. Milz: Hochgradige Eisenspeicherung in den Pulpazellen. Niere: Interstitielle Nephritis mit starkem Ödem der Rinde. Rindenkanälchen erweitert. Vielfach körnige Gallepigmentspeicherung in den Hauptstücken. Knochenmark: Eisenspeicherung in den Reticulumzellen des blutbildenden Markes. Herz, weiche Hirnhaut: Vereinzelt kleine rundzellige Infiltrate. Nebenniere: In der Rinde stellenweise geringe degenerative Veränderungen. Wadenmuskulatur: Vereinzelte Muskelfaserdegeneration mit geringer Zellvermehrung. Darm: Schleimhautblutungen. In Leber und Niere Spirochäten bakterioskopisch nicht nachzuweisen.

Wir sahen bei diesem Patienten zunächst ein Bild, das dem gleicht, das wir eben beschrieben haben. Es fand sich eine WEILsche Krankheit, die unter dem Bilde eines Ikterus mit einem schweren Leberschaden verlief; auch bei diesem Patienten fanden wir zunächst Tyrosin im Urin. Ebenfalls war die Harnstoffausscheidung zunächst noch, nach normalen Maßstäben gemessen, ausreichend, ja sogar infolge der mangelnden alimentären N-Zufuhr überschießend. Bei immerhin ausreichender Diurese kam es nun aber nicht zu einem Rückgang der Azotämie, sondern im Gegenteil zu einem weiteren Anstieg des Rest-N. Gegen Ende der Krankheit war der Ikterus erheblich geringer geworden, das Tyrosin wurde nicht mehr durch den Urin ausgeschieden. Aber *während* die *Wasserausscheidung immer noch ausreichend* war, *kam* es *mehr und mehr zum Bilde eines urämischen Komas. Jetzt fehlte* jedoch *die überschießende N-Ausscheidung*, die wir bei den anderen Patienten beobachtet hatten. So sahen wir, daß zum Schluß sicher das weitere Ansteigen des Harnstoffs in erster Linie auf einer verminderten Harnstoffausscheidung beruhte. Es kam *gleichzeitig* zu einer *Blutdrucksteigerung* und zu einer *beträchtlichen Vermehrung des Indicans*. Ob gegen Schluß dieses Geschehens noch Veränderungen bestanden, die zu einer vermehrten Harnstoffbildung auch noch Veranlassung gaben, ist unmöglich zu entscheiden. Auf alle Fälle weicht das terminale Stadium dieses Krankheitsverlaufs erheblich von dem initialen und dem auch bei den anderen vorher geschilderten Krankheitsverläufen ab insofern, als der Ikterus geringer wurde und auch die Tyrosinausscheidung schwand; der Leberschaden hatte sich also erheblich gebessert. Dagegen stand *im Vordergrund die renale Insuffizienz.* Die im Verlaufe des Leberschadens sich entwickelnde Nierenschädigung war so hochgradig, daß sie irreversibel war, obwohl die Leberveränderungen sich zurückbildeten. So beherrschte zum Schluß die Niereninsuffizienz das Geschehen. Dabei *muß* die Wasserausscheidung nicht notwendigerweise auch so hochgradig gestört sein, daß deswegen eine Oligurie oder Anurie resultieren müßte (s. Abb. 8). Das Wesentliche ist in diesen Fällen der Rückgang des Harnstoffkonzentrationsvermögens der Niere, wie auch die entsprechenden Beobachtungen der Literatur es beweisen (OETTINGER und MARIE, GARNIER und REILLY, HARVIER, MERKLEN und ANTONELLI).

Bezüglich des *zeitlichen Auftretens der hepatorenalen Veränderungen* ist zu sagen, daß besonders die akut azotämischen Bilder, die in erster Linie auf eine Mehrproduktion von Harnstoff bei einer gleichzeitigen renalen Störung sich entwickeln, sowohl in der präikterischen Phase, meist aber in der ersten ikterischen sich entwickeln. Es hängt von der Schwere der Nierenschädigung ab, ob die Bilder der vorwiegend renalen Insuffizienz gleichzeitig auftreten, so daß die vorwiegende Produktionsurämie überdeckt oder nicht sicher beweisbar ist (MERKLEN, BICART und ADNOT). Recht oft dürfte es so sein, daß man, wie bei dem von uns zuletzt geschilderten Fall, zwei Phasen unterscheiden kann, wenn man darauf achtet. Es kann aber auch dann, wenn es im Verlaufe der Weilschen Krankheit zu einem Rezidiv kommt, nochmals zu einer Exacerbation des h.r.S. kommen. Nach dem Schrifttum scheint es so zu sein, daß dann, wenn das Rezidiv auch mit einer Zunahme des Ikterus einhergeht, es zu azotämischen Zuständen mit Überwiegen der Mehrproduktion von Harnstoff kommt (Merklen und Lioust, Achard); bei den ohne Ikterus auftretenden Rezidiven scheinen vorwiegend durch Retention bedingte Azotämien aufzutreten.

„Die Entstehung der ikterischen Azotämie erscheint uns als ein Leberphänomen. Die Aufrechterhaltung dieser Azotämie und ihre Schwankungen hängen dagegen von der Unversehrtheit des Nierenfilters ab, die die regelrechte Ausscheidung des gesteigerten Bluthanrstoffs erlaubt oder sich dem nur in einem mehr oder weniger großen Maße widersetzt" (Merklen und Lioust). Man muß feststellen, daß gerade diese Fragen noch nicht in einem genügenden Maße beachtet sind und eine weitere Klärung dieser Verhältnisse wünschenswert erscheint.

In der französischen Literatur hat man eine Weile sich dafür interessiert, ob die Tatsache, daß es im Verlaufe der Azotämien zu einem Fieberabfall kommt, mit der Harnstoffsteigerung in einem ursächlichen Zusammenhang steht (u. a. Pagniez und Escalier, Merklen und Adnot, Achard). Heute erscheint es müßig, darüber noch zu streiten, da diese Anschauung deswegen von Merklen, Adnot und Achard abgelehnt ist, weil sie zu Recht die Beobachtung dafür ins Feld führten, daß es auch Fiebersteigerungen zu einer Zeit gibt, zu der der Harnstoff hoch sein kann. Zudem wissen wir, daß einmal um den 5. Tag der Erkrankung der Ikterus auftritt und daß es zu den Eigentümlichkeiten dieser Erkrankung gehört, daß es meist um den 9. Tag zu einem Fieberabfall kommt, ohne daß wir dafür die Gründe anzugeben vermöchten. Zwischen dem 5. und 9. Tag stehen meist aber die akut azotämischen Veränderungen auf der Höhe ihrer Entwicklung, so daß der Temperaturrückgang, wie die Fälle ohne Azotämie es erkennen lassen, wohl zufällig mit der Azotämie zusammenfällt, nicht aber ursächlich etwas hiermit zu tun hat.

Pathologisch-anatomische Veränderungen.

Bei der Schilderung der pathologisch-anatomischen Veränderungen beschränken wir uns absichtlich auf die im Verlaufe der hepatorenalen Störungen auftretenden Leber- und Nierenveränderungen, wobei wir in erster Linie die im Verlaufe der Weilschen Krankheit bekannten Veränderungen berücksichtigen und die bei anderen Krankheiten, die das h.r.S. bieten können, nur kurz streifen werden.

Kommt es im Verlaufe der Weilschen Krankheit zu einer Kochsalzverminderung und zu einer hypochlorämischen Urämie, an deren Folgen der Kranke gestorben ist, so finden sich an den *Nieren* dieser Patienten wohl Veränderungen, wie sie bei der Weilschen Krankheit sehr oft nachweisbar sind. Es sind aber bislang dabei keine Veränderungen bekannt geworden, wie man sie sonst in Form von Kalkablagerungen im Bereich der Tubuli bei hypochlorämischen Zuständen anderer Krankheiten kennt. Es mag sein, daß die meist im Verlauf der Weilschen Krankheit fehlende Alkalose, die nach Kerpel-Fronius für das Auftreten dieser Veränderungen notwendig ist, die Kalknephrose bei der Weilschen Krankheit nicht zur Ausbildung kommen läßt.

Die Veränderungen im Verlaufe der WEILschen Krankheit im Bereich der *Leber*: Die Leber selbst ist in den meisten Fällen etwas vergrößert. Mikroskopisch findet sich eine Dissoziation der Leberzellen, in manchen Fällen ist eine normale Zellstruktur überhaupt nicht mehr zu erkennen. Die Zellen sind unterschiedlich groß, darunter viele Zellen mit mehreren Kernen. Es finden sich viele Kerneteilungsfiguren, und es läßt sich eine direkte und indirekte Kernteilung nachweisen. Es können sich Infiltrate im GLISSONschen Dreieck und vereinzelt auch um Lebervenen gruppiert finden (DRÄGERT). Derselbe konnte auch in 2 von 6 Fällen eine Eisenablagerung in den Leber- und Sternzellen nachweisen. Glykogen konnte DRÄGERT in einem daraufhin untersuchten Fall nicht nachweisen. BEITZKE sah in wenigen schweren Fällen fleckweise kleine Lebernekrosen und lymphocytäre Infiltrationen. 2 Fälle, die in das Gebiet der akuten gelben Leberatrophie herüberspielten, aber sich doch von ihr unterschieden, sah PICK. HART beschrieb bei einem Fall Veränderungen, die einer Lebercirrhose ähnelten, wie sie nach subakuter gelber Leberatrophie nachweisbar sein kann. KANEKO gibt an, daß oft die Leberveränderungen außerordentlich gering seien, so daß das schwere Krankheitsbild in einem Gegensatz dazu stehe.

Die *Nierenveränderungen* entsprechen meist dem Bild der interstitiellen Nephritis, wie sie von PICK und BEITZKE bei der WEILschen Krankheit beschrieben werden. Eine Vergrößerung und ödematöse Schwellung sahen zuerst wohl PICK und BEITZKE. Sie fand sich auch in allen den Fällen, die von DRÄGERT untersucht wurden. Histologisch sah PICK eine trübe Schwellung der Epithelien in den Tubuli contorti und den aufsteigenden Schleifenschenkeln eine oft fortschreitende Nekrose mit galliger Durchtränkung. Die Glomeruli erweisen sich stets als intakt. FAHR hat besonders auf das entzündliche Ödem der Nieren hingewiesen, das sich gerade auch bei der WEILschen Krankheit nachweisen läßt. Es erscheint wahrscheinlich, daß gerade diese Veränderungen, die durch das entzündliche Ödem der Niere hervorgerufen werden, für die vorwiegend nephrogenen Insuffizienzen verantwortlich zu machen sind. Jedenfalls würde unsere Beobachtung 7 in diesem Sinne sprechen.

Bei hepatorenalen Veränderungen im Verlaufe anderer Krankheiten fand sich das Bild einer embolischen Herdnephritis (BAIZE und MAYER).

NONNENBRUCH betont, daß nicht alle Krankheiten, die klinisch das h.r.S. geboten hatten, durch das *entzündliche Ödem der Nieren* zu erklären seien. Es sind immer wieder zum Tode führende hepatorenale Veränderungen beschrieben worden, bei denen keine oder nur außerordentlich geringgradige Nierenveränderungen nachweisbar waren (z. B. LEMIERRE, DESCHAMPS und BERNARD, LEDERER).

Die Diskrepanz, die aber auch in anderer Hinsicht dabei zwischen Klinik und pathologisch-anatomisch nachweisbaren Veränderungen besteht, läßt sich durch unseren Fall 6 belegen, dessen histologische Bilder wir anführen (Abb. 10 und 11). Es handelt sich um die typischen, eben beschriebenen Veränderungen in Leber und Niere. Es ist augenfällig, daß in diesem Fall erhebliche anatomische Veränderungen noch vorhanden waren, als das akut azotämische Bild schon längst abgeklungen war.

DRÄGERT sagt: „Trotz der manchmal recht erheblichen Reststickstoffwerte im Blut finden wir die Veränderungen in den Nieren nicht dementsprechend hochgradig.“

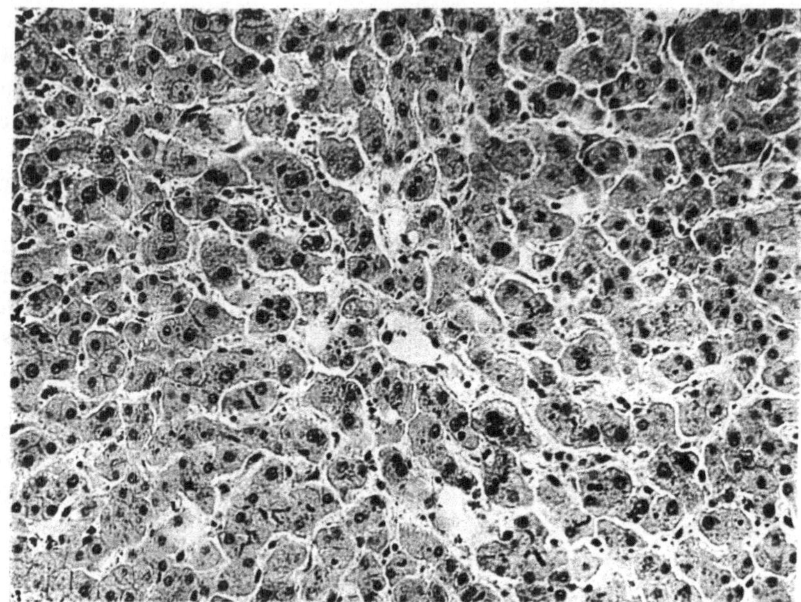

Abb. 10. Histologisches Präparat der Leber des Falles 6. Der Patient starb an den Folgen einer Pneumonie und eines Pleuraempyems. Obwohl die Leber noch deutliche Veränderungen aufweist, war der Ikterus schon geschwunden. Es fanden sich aber noch die typischen Veränderungen, die sich in der Leber bei der WEILschen Krankheit nachweisen lassen. Man erkennt eine Dissoziation der Leberzellen in den Läppchenzentren. Gallethromben in den Leberzellen, zum Teil mehrere Kerne in einer Leberzelle.

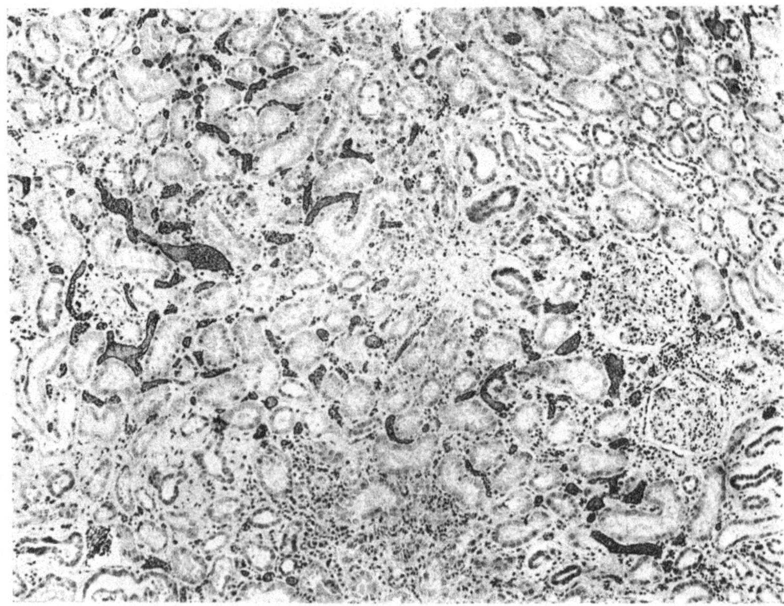

Abb. 11. Histologischer Schnitt durch die Niere des gleichen Falles wie Abb. 10! Es findet sich eine Cholämienephrose. Außerdem lassen sich Blutungen und zellige interstitielle Infiltrationen nachweisen, die Ausdruck einer interstitiellen Nephritis sind. Trotz der zu dieser Zeit noch vorhandenen Veränderungen ist die akute Azotämie, die anfangs bestand, völlig abgeklungen. (Vgl. auch Abb. 6!)

Wir dürfen somit feststellen: Es gibt *keinen* pathologisch-anatomischen Befund, der so typisch wäre, daß er Rückschlüsse auf Art und Ausmaß pathologisch-physiologischer Ausfälle beim klinischen hepatorenalen Syndrom zuließe. Die gelegentlich nach Abklingen der Azotämie noch vorhandenen, oft aber völlig fehlenden pathologisch-anatomischen Befunde stempeln das hepatorenale Syndrom zu einem klinischen Begriff, der auf bestimmten pathologisch-physiologischen Vorgängen beruht.

Therapie.

Zur eigentlich kausalen Behandlung der WEILschen Krankheit haben wir heute die *Serumbehandlung* zu rechnen. Die UHLENHUTHschen, SCHÜFFNERschen und SCHLOSSBERGERschen Erfahrungen beweisen die Berechtigung der Anwendung von Serum. Wir selbst haben in allen unseren Fällen das Serum zur Anwendung gebracht und haben einen günstigen Eindruck gewonnen. Das Hauptgewicht ist aber auf eine recht frühzeitige Serumbehandlung zu legen. Man wird, das haben uns unsere Erfahrungen gelehrt, keine großen Erfolge mehr erwarten dürfen, wenn schon eine Fixierung der Giftstoffe der Leptospiren an die Körperzelle eingetreten ist. So wird man bei einem in der Ausbildung bereits begriffenen oder schon manifesten Ikterus nicht mehr erwarten dürfen, daß noch ein wesentlicher Rückgang eintreten wird. *Wesentlich ist* die *rechtzeitige Erkennung der* WEIL*schen Krankheit und* somit die *Möglichkeit der frühzeitigen spezifischen Behandlung*. Wichtig erscheint uns hierbei die Tatsache, daß man weiß, daß die *initiale Meningitis* bei der WEILschen Krankheit oft auftritt, die somit einen wertvollen diagnostischen Hinweis bedeuten kann. Es mag sein, daß man hin und wieder einmal auf Grund der Verdachtsmomente Serum gibt, wo es sich nicht um eine WEILsche Krankheit handelt — das ist aber auf Grund unserer eigenen Erfahrung nicht sehr häufig. Selbst wenn es geschieht, haben wir noch niemals einen Schaden davon gesehen. Es kann sein, daß diese unsere Einstellung es zur Folge hatte, daß wir bei 16 Weil-Meningitiden 10 mal keinen Ikterus auftreten sahen.

Übrigens berichtet auch LOBMEYER bei dem der WEILschen Krankheit in gewisser Weise ähnlichen Feldfieber über günstige Eindrücke mit der Serumbehandlung.

Es sind aber, das müssen wir nachdrücklich betonen, bei der WEILschen Krankheit große Serummengen zu geben!

Unsere Analyse der hepatorenalen Veränderungen ist bis zu einem gewissen Grade uns aber auch auf Grund der dadurch gewonnenen Erkenntnisse *Wegweiser einer Behandlung dieser Zustände* geworden.

Neben der in der heutigen Klinik wohl meist üblichen Behandlung schwerer Leberschäden mit *Traubenzucker, Insulin, Leberpräparaten* und *Vitaminen* haben wir natürlich in allen den Fällen, bei denen es sich um eine hypochlorämische Urämie handelte, eine *Chlorzufuhr* in Form von Kochsalzgaben vorgenommen. Aber auch bei der „chloropriven Situation" haben wir in hohen Dosen Kochsalz verabreicht, einmal, um einer Hypochlorämie vorzubeugen, zum anderen aber, weil wir den Eindruck hatten, daß sich dadurch auch schwer toxische Zustände beeinflussen ließen.

Die Erkenntnis aber, daß bestimmte Formen der Azotämien auf einem vermehrten Zellzerfall in der Peripherie bei einer intakten Harnstoffpoese der Leber beruhen, hat uns veranlaßt, eine *so eiweißarme Ernährung wie nur eben möglich* durchzuführen. Einmal erleichtert die große Inappetenz der Kranken diese Maßnahme, und weiterhin ist eine solche Fastenbehandlung deswegen auch ohne Schwierigkeiten durchzuführen, weil die akut azotämischen Zustände meist nur von kurzer Dauer sind und man dann zu einer *vorwiegenden Kohlehydraternährung* übergehen kann, der man schon bald in steigernder Menge Eiweiß zulegen kann. Einer Darreichung von Fett in mäßigen Grenzen steht nach Abklingen des schweren Ikterus meist deswegen nichts im Wege, weil die Fettverdauung bei den sehr oft nichtacholischen Kranken kaum oder gar nicht gestört ist. Während der akut azotämischen Zustände geben wir Obstsäfte mit Traubenzucker.

Über die Erfolge der von Nonnenbruch empfohlenen Behandlung der mit einer Residualstickstoffsteigerung einhergehenden hepatorenalen Veränderungen mit Harnstoffgaben können wir deswegen nicht urteilen, weil wir diese Behandlung in wenigen Fällen nur bei schon fast moribunden Patienten durchgeführt haben.

Allergrößtes Gewicht haben wir bei den Zuständen von akuter Azotämie auf eine *ausreichende Wasserzufuhr* gelegt. Wir haben den Patienten so viel zu trinken gegeben, wie sie nur mochten. War infolge dauernden Erbrechens die perorale Flüssigkeitszufuhr nicht möglich, so haben wir auf eine oft mehrmals am Tage vorgenommene *intravenöse* Flüssigkeitszufuhr in Form von physiologischer Kochsalzlösung allergrößten Wert gelegt. In diesen Fällen von akuter Azotämie im Verlaufe hepatorenaler Störungen hängt die Prognose von der ausreichenden Wasserzufuhr und -ausscheidung ab. Gerade weil die Niere ihr Harnstoffkonzentrationsvermögen weitgehend eingebüßt hat, besteht nur die Möglichkeit für den Körper, den vermehrt gebildeten Harnstoff durch große Flüssigkeitsmengen zu eliminieren. Uns kommt der meist vermehrte Durst der Kranken in diesem unseren therapeutischen Bestreben entgegen. Kommt es aber zu einer Oligurie oder Anurie, so ist das das alarmierende Symptom, das alle Bemühungen verlangt, die Harnausscheidung wieder in Gang zu setzen.

Seit Jahren haben wir bei allen unseren Ikterusfällen eine *Ultrakurzwellenbehandlung der Leber und Nieren* angewendet. Schon Adlersberg erwähnt den diuresefördernden Effekt der Leberdiathermiebehandlung. Bei allen unseren Weil-Patienten, die einen Ikterus boten, ganz gleich, ob sie eine Azotämie hatten oder nicht, haben wir diese Behandlung durchgeführt. Wie aus den Kurven ersichtlich (auch unser Fall 6 erhielt vom 4. Krankheitstage ab eine Kurzwellenbehandlung), kam es zu einem baldigen Abfall der hohen Harnstoffwerte. Das besagt aber gar nichts über den therapeutischen Effekt dieser Behandlung nach dem, was wir heute über die Genese dieser Harnstoffvermehrung wissen. Mehr aber will es bedeuten, daß wir keine Oligurie und Anurie bei den 12 Fällen von Weilscher Krankheit mehr erlebten, die wir seither behandelten. Die unter Umständen progrediente Nierenschädigung, soweit sie die Harnstoffausfuhr angeht, wird in schweren Fällen dadurch nicht behoben. Da aber die Erkrankungen an Weil zahlenmäßig nicht sehr groß sind, könnte auch diese Beobachtung noch ein Zufall sein. Wir haben aber während der ganzen Jahre jede Leberschädigung, soweit sie nicht mechanisch durch Behinderung des Gallenabflusses bedingt war, mit Ultrakurzwellen behandelt und hatten auch dabei einen durchaus günstigen Eindruck. Bei der Krankheitsgruppe des Icterus catarrhalis geht gar nicht so selten der Ikterus innerhalb relativ kurzer Zeit zurück. Um bei der Aufzählung zu bleiben: Wir sahen auch eine Patientin mit einer akuten gelben Leberatrophie klinisch ausheilen, bei der diese Behandlung durchgeführt worden war; ob allerdings in diesem Fall post oder propter, muß dahingestellt bleiben. Daß es sich dabei tatsächlich um eine akute gelbe Leberatrophie gehandelt hatte, konnte auch anatomisch gesichert werden, weil die Patientin wenige Wochen später nach einem Abort verstarb.

Treten aber doch schwerere und nicht bald zu behebende Oligurien oder gar Anurien auf, so wird man den Versuch machen können, durch die von NONNENBRUCH bei solchen Fällen empfohlene *paravertebrale Anästhesie* doch die Ausscheidung wieder in Gang zu bringen. Führt das nicht zum Ziel, so wird man sich auf Grund der von FAHR erhobenen Befunde des entzündlichen Ödems der Niere um so eher zu einer *Dekapsulierung der Niere* entschließen, weil bei dieser Form der Nierenstörung mechanische Veränderungen bis zu einem gewissen Grade mit verantwortlich zu machen sind.

Zusammenfassung.

1. Im Verlaufe von Leber- und Nierenschädigungen kommt es zu Funktionsausfällen beider Organe, die das hepatorenale Syndrom ausmachen.

2. Ausgelöst werden können die Organschäden an Leber und Nieren durch infektiös-toxische Ursachen. Diese auslösenden Schäden schaffen die Voraussetzungen für das Zustandekommen des hepatorenalen Syndroms.

3. Als wesentlich für das Auftreten dieser hepatorenalen Veränderungen erweist sich nämlich die Leberschädigung. So ist es möglich, daß die Leber allein oder zunächst vorwiegend allein betroffen wird. Im Verlaufe der sich entwickelnden Leberschädigung entstehen toxische Substanzen, die

a) in der Leber selbst durch die pathologischen Stoffwechselvorgänge entstehen,

b) eine Folge einer mangelhaften Entgiftung der auch normalerweise entstehenden Stoffwechselprodukte des Körpers darstellen können.

4. Die so entstehenden Gifte stellen ganz allgemein Zellgifte dar, die zunächst Funktionsstörungen der Zelle, unter Umständen auch den Zellentod zur Folge haben. Im Bereich der Nieren führen diese Schädigungen zu einer Herabsetzung des Konzentrationsvermögens der Niere gegenüber Harnstoff.

5. Im Verlaufe des hepatorenalen Syndroms entwickelt sich eine Polyurie, die man als Kompensationsversuch des Körpers ansehen könnte, um das gestörte Harnstoffkonzentrationsvermögen der Niere auszugleichen.

6. Speziell in diesen Fällen läßt sich der sichere Nachweis nicht dafür erbringen, daß die Polyurie hepatogen ist. Die Tatsache jedoch, daß diese Polyurie auch dann noch weiterbesteht, wenn die Notwendigkeit für eine solche vermehrte Flüssigkeitsausfuhr nicht mehr besteht, ließe sich dafür anführen, daß es sich hier doch um einen Einfluß der Leber handelt.

7. Im Verlauf von Leberschäden kann es auch zu anderen Störungen im Wasserhaushalt kommen, die wegen des Fehlens anderer Ursachen und in Anbetracht der fehlenden pathologisch-physiologischen und pathologisch-anatomischen Nierenveränderungen nur auf die Leber bezogen werden können.

Diese Störungen können sich in einer Oligurie und Anurie äußern. So kann es auch bei erhaltenem Konzentrationsvermögen der Niere zu einer Vermehrung des Reststickstoffes im Blut kommen. Auch kann es bei einem Leberschaden bei an sich fehlenden Nierenveränderungen zu einer Hyposthenurie kommen, die in diesen Fällen oft auf die Leber bezogen werden muß.

8. Der nach Enteiweißen des Blutserums verbleibende Rest an Stickstoff setzt sich zusammen aus einem Harnstoffanteil und dem Stickstoff, der in Aminosäuren, Harnsäure, Kreatin und Kreatinin enthalten ist; den letzteren faßt man unter dem Begriff des Residualstickstoffs zusammen.

9. Die im Verlaufe von hepatorenalen Störungen auftretenden Veränderungen können sich beziehen auf den Eiweißstoffwechsel, den Kohlehydratstoffwechsel und den Wasserhaushalt.

10. Das klinische Bild der Leberinsuffizienz geht einher mit einem Verlust des Harnstoffbildungsvermögens der Leber. Es resultiert in diesem Fall ein Anstieg des Residualstickstoffs. Selbst diese schweren Leberschäden führen nicht auf allen Gebieten zu einem Ausfall der Leberfunktionen, auch hier handelt es sich nur um Partialschädigungen. So kommt es in der Klinik auch nicht zu Bildern, die den der experimentellen totalen Leberexstirpation gleichen. Während man nach Leberexstirpationen eine schwere Kohlehydratstoffwechselstörung beobachtet, die zu lebensbedrohlichen Hypoglykämien führt, fehlt die Kohlehydratstoffwechselstörung in dieser Form dem klinischen Bilde der Leberinsuffizienz. Gleichzeitig kann es aber zu Störungen des Wasserhaushaltes kommen. Diese äußern sich meistens in einer Oligurie, die bis zur Anurie gehen kann.

11. Im Verlaufe hepatorenaler Störungen kann eine Vermehrung des Harnstoffstickstoffs und des Residualstickstoffs vorkommen, die beide zusammen die Azotämie ausmachen. Garnier hat diese Formen treffend als „dissoziierte Insuffizienz“ bezeichnet. Übergänge dieser Form der Azotämie zu der allein durch Residualstickstoffvermehrung verursachten Azotämie können dabei beobachtet werden; sie sind dann Folge der zunehmenden Leberinsuffizienz, die mit dem Verlust des Harnstoffbildungsvermögens einhergeht. Auch Wasserstoffwechselstörungen können zum klinischen Bilde dieser Form der Azotämie gehören.

12. Wir haben uns eingehender mit den Azotämieformen der Weilschen Krankheit befaßt. Wir haben dabei den Nachweis dafür erbringen können, daß es auf Grund der Klinik möglich ist, bei dieser Krankheit drei Azotämieformen zu unterscheiden, nämlich

a) die hypochlorämische Azotämie und Urämie,

b) die vorwiegende Produktionsurämie,

c) die vorwiegende Retentionsurämie.

13. Wir halten es für zweckmäßig, die „chloroprive Situation“ von der hypochlorämischen Azotämie zu trennen. Unter der „chloropriven Situation“ verstehen wir Zustände, die im Verlaufe von Krankheiten auftreten und zu einer Verschiebung des Chlorgehaltes im Gewebe führen. Während dieser Zustände wird vom Körper versucht, den vermehrten Chlorbedarf durch Herabsetzung der Ausscheidung durch den Urin zu decken. Nimmt der Chlorbedarf noch zu, so kann es zu einer Verarmung des Blutes an Chlor kommen. Im Verlaufe der Hypochlorämie kann eine Azotämie auftreten.

14. Die vorwiegende Produktionsurämie, die vor uns auch schon von anderer Seite beobachtet wurde, steht mit der hypochlorämischen Urämie nicht in einem ursächlichen Zusammenhang, weil ihr die Hypochlorämie fehlt (Vielleicht aber ist die hypochlorämische Azotämie auch eine Form, die auf eine vermehrte Harnstoffbildung zurückzuführen ist; sie unterscheiden sich unter Umständen nur von der hier behandelten akuten Azotämie durch die anderen Voraussetzungen, die zum vermehrten Eiweißabbau die Veranlassung geben.) Es kommt zu einer Azotämie, die auf einen vermehrten Untergang von Körperzellen zurückzuführen ist. Da bei diesen Formen der Leberschädigung das Harnstoffbildungsvermögen der Leber nicht geschädigt ist, kommt es zur Azotämie, die vorwiegend auf einer Harnstoffmehrbildung beruht. Wir haben bei dieser Form der Azotämie im Verlaufe der WEILschen Krankheit den Beweis dafür erbringen können, daß der Grund für die Reststickstoffsteigerung dieser Formen nicht auf die Infektion durch die Leptospira icterogenes zurückzuführen ist, sondern daß in der Schwere des Leberschadens die Ursache für den vermehrten Zellzerfall begründet ist. Wir sehen nämlich bei gleich starken Bilirubinämien in dem einen Fall eine derartige Azotämie auftreten, während sie in einem anderen Fall vermißt wird. Wir haben in unseren Fällen den Nachweis erbringen können, daß während des akut azotämischen Zustandes durch den Urin Tyrosin ausgeschieden wird, was wir als einen Ausdruck der Schwere der Leberschädigung auffassen. Sieht man in der Zunahme der Bilirubinämie eine Folge des Weiterschreitens und der Ausdehnung der krankhaften Vorgänge in der Leber, in dem Rückgang der Bilirubinämie aber die Folge der Besserung des Leberschadens, so konnten wir auch hier einen Parallelismus zwischen Bilirubinämie und Azotämie nachweisen. Es fand sich nämlich, daß, wenn eine Azotämie vorhanden war, es zu einem weiteren Anstieg des Reststickstoffs kam, solange auch der Bilirubingehalt des Serums noch zunahm, und daß mit dem Rückgang der Bilirubinämie auch ein Rückgang der akuten Azotämie erfolgte. Wir sahen, daß der vermehrte Zellzerfall kaum in der Leber, sondern vielmehr in der Peripherie, d. h. den übrigen Körperzellen vor sich ging. Als Beweis dafür konnten wir den rapiden Abfall des Körpergewichtes während der akut azotämischen Periode anführen sowie die Tatsache, daß sich während dieser Zeit sehr schnell eine Anämie entwickelt. Die Leber bleibt während dieser ganzen Zeit unverändert groß, ja, in manchen Fällen nimmt die Vergrößerung noch zu Es kommt in diesen Fällen infolge des vermehrten Zellzerfalls zu einem Abbau von Eiweiß, wobei die Leber infolge ihres intakten Harnstoffbildungsvermögens in der Lage ist, diese Abbauprodukte in Harnstoff umzuwandeln. So ist die Mehrproduktion zu erklären, als deren Folge wir eine die Norm weit übersteigende Stickstoffausfuhr durch den Urin sehen können. Obwohl wir sehr nachdrücklich auf die Rolle der Leber hinweisen mußten, die diese in diesem Geschehen spielt, glauben wir doch hinreichend auf die dabei gleichzeitig auftretenden und nachweisbaren renalen Störungen hingewiesen zu haben. Die im Verlaufe dieser schweren Leberschädigungen auftretenden Giftstoffe bedeuten ebenso wie für die anderen Körperzellen so auch für die Niere Zellgifte. Auf Grund der nephrotoxischen Wirkung dieser Substanzen kommt es zu Funktionsstörungen auch im Bereich der Niere. Diese äußern sich in einer Hyposthenurie, die aber zu einem gewissen Grade auch hepatogen bedingt sein kann, in erster Linie aber in einer Herabsetzung

des Harnstoffkonzentrationsvermögens der Niere. Infolgedessen kann eine der vermehrten Stickstoffproduktion entsprechende Harnstoffausscheidung nur durch eine Vermehrung der Urinmenge erfolgen. Ist die Harnstoffproduktion höher als die Ausscheidung, so kommt es zu einer Azotämie. Ein Rückgang der Azotämie ist also nur dann zu erwarten, wenn die Voraussetzungen wegfallen, die zu einer vermehrten Stickstoffproduktion Veranlassung gaben, d. h. wenn der schwere Leberschaden behoben wird.

Die schwere Leberschädigung ist offenbar innerhalb kurzer Zeit einer Rückbildung fähig; als Ausdruck der Besserung sahen wir das Schwinden des Tyrosins aus dem Urin und gleichzeitig einen baldigen Rückgang der Azotämie. Die bei dieser Form der akuten Azotämie zu beobachtende Hyperglykämie fassen wir ebenfalls als eine Folge der Leberschädigung auf, weil wir einmal nachweisen konnten, daß auch hier eine Rückkehr zur Norm erfolgt, wenn der schwere Leberschaden sich zurückbildet. Zum anderen aber konnten wir diese Beobachtungen in Parallele setzen zu Veränderungen, die wir im Verlaufe des Scharlachs sehen konnten, wobei wir den Nachweis dafür zu erbringen vermochten, daß eine Abhängigkeit zwischen Leberschädigung und Kohlehydratstoffwechselstörung besteht. Obwohl man die bei dieser Form der Leberschädigung zu beobachtenden Wasserhaushaltsstörungen nicht mit Sicherheit auf die Leber beziehen kann, weil gleichzeitig Nierenveränderungen bestehen, so spricht doch die Tatsache, daß man nach Schwinden der vermehrten Harnstoffbildung die Polyurie weiterbestehen sieht, dafür, an einen Einfluß der Leber auf den Wasserhaushalt auch in diesen Fällen zu denken. Prognostisch sind die Nierenveränderungen im Verlaufe dieser hepatorenalen Störungen günstig zu beurteilen. Sowohl nach unseren als auch nach den in der Literatur wiedergegebenen Er fahrungen sind Nierendauerschäden nicht zu erwarten. Stellt sich im Verlaufe dieser akuten Azotämien eine verminderte Urinausscheidung ein, so ergibt sich aus dem bisher Gesagten die Größe der Gefahr.

15. Sind die im Verlaufe dieser akut azotämischen Zustände erfolgenden Nierenschädigungen sehr hochgradig, so kann eine fortschreitende Nierenfunktionsstörung die Folge sein, derart, daß die renale Insuffizienz das Krankheitsgeschehen beherrscht. Der Endzustand dieser Veränderungen ist das Coma urämicum.

16. Wir haben darauf hinweisen können, daß einheitlich pathologisch-anatomische Veränderungen für die hepatorenalen Störungen nicht aufzuweisen sind. Gelegentlich sind die anatomischen Veränderungen sehr gering oder fehlen völlig. Der Unterschied in der Schwere des zum Tode führenden klinischen Geschehens und den ganz fehlenden anatomischen Veränderungen ist so groß, daß das hepatorenale Syndrom infolge der pathologisch-physiologischen Störungen einen klinischen Begriff darstellt.

17. Neben der bei der Weilschen Krankheit möglichen kausalen Therapie, die in einer Serumbehandlung besteht, haben sich unsere therapeutischen Maßnahmen auf die Behandlung des schweren Leber-Nierenschadens vorwiegend zu beziehen. Neben der üblichen Behandlung schwerer Leber-Nierenschäden mit Insulin, Traubenzucker, Leberpräparaten und Vitaminen und neben diätetischen Maßnahmen hat sich bei uns die Ultrakurzwellenbestrahlung der Leber und der Nieren vorzüglich bewährt. Wegen der immer vorhandenen chloro-

priven Situation sind Kochsalzgaben notwendig, und Chlorgaben sind das Mittel der Wahl bei hypochlorämischen Urämien.

18. Wir haben uns bewußt auf die Darstellung von hepatorenalen Veränderungen im Verlaufe der WEILschen Krankheit beschränkt. Zwar hat die WEILsche Krankheit als Musterbeispiel für bestimmte hepatorenale Störungen gegolten. Es ist aber hervorzuheben, daß die WEILsche Krankheit zwar nicht selten, aber doch kein allzu häufiges Krankheitsbild ist. Dagegen ist das Auftreten hepatorenaler Störungen im Verlaufe anderer Krankheiten häufig. Es wäre wünschenswert, wenn man diesen Veränderungen in der Klinik allgemein eine größere Aufmerksamkeit entgegenbrächte, als es bislang der Fall ist. In der Indikationsstellung zur Operation: Bei manchen Leber-Gallenblasenerkrankungen sind bezüglich der Wahl des Zeitpunktes des Eingriffs Fortschritte zu erwarten, die Klinik der Verbrennungen würde eine andere Beurteilung erfahren, und vielleicht würde auch der postoperative Shock in einem anderen Licht erscheinen.

Infektionskrankheiten. (Handbuch der inneren Medizin, dritte Auflage, 1. Bd.) Mit 395 zum Teil farbigen Abbildungen. XVI, 1299 Seiten. 1934.
RM 90.—; Ganzleinen RM 96.—

Einleitung. — Sepsis. — Die Anginen. — Akuter Gelenkrheumatismus. — Erysipel. — Schweinerotlauf beim Menschen. — Influenza, Grippe. — Akute allgemeine Miliartuberkulose. — Akute Exantheme. — Pocken (Blattern, Variola). — Diphtherie. — Serumkrankheit und Serumanaphylaxie. — Tetanus. — Epidemische Kinderlähmung (Poliomyelitis anterior acuta, Heine-Medinsche Krankheit). — Meningokokkenmeningitis (übertragbare Genickstarre und andere Meningokokkeninfektionen. — Encephalitis epidemica (lethargica). — Febris herpetica. — Keuchhusten. — Parotitis epidemica. — Ruhr, Dysenterie. — Cholera asiatica. — Die typhösen Krankheiten. — Febris undulans. Maltafieber und Bangsche Krankheit. — Fleckfieber (Typhus exanthematicus) und andere Erkrankungen der Fleckfiebergruppe. — Wolhynisches Fieber. — Schlammfieber. — Haffkrankheit. — Weilsche Krankheit (Icterus infectiosus). — Aktinomykose, Rotz, Maul- und Klauenseuche, Trichinose, Milzbrand, Wut. — Psittacosis (Papageienkrankheit). — Tropenkrankheiten. — Lepra. — Pest. — Tularämie. — Namenverzeichnis. — Sachverzeichnis.

Klinische Infektionslehre. Einführung in die Pathogenese der Infektionskrankheiten. Von Dr. med. habil. **Felix O. Höring**, Oberarzt der II. Medizinischen Klinik und Dozent an der Universität München. Mit einem Geleitwort von Professor Dr. A. Schittenhelm. VIII, 184 Seiten. 1938. RM 9.60

Über die pathologische Anatomie der Spirochaetosis ictero-haemorrhagica Inada (Weilsche Krankheit). Von Professor Dr. **Renjiro Kaneko**, Fukuoka. Mit 6 mehrfarbigen und 2 einfarbigen Tafeln. 181 Seiten. 1923. (Springer-Verlag, Wien.) RM 5.70

Blutkrankheiten und Blutdiagnostik. Lehrbuch der klinischen Hämatologie. Von Dr. med. Dr. jur. h. c. **Otto Naegeli**, o. ö. Professor der Inneren Medizin an der Universität und Direktor der Medizinischen Universitätsklinik Zürich. Fünfte, vollkommen neubearbeitete und erweiterte Auflage. Mit 104 zum größten Teil farbigen Abbildungen. XVII, 704 Seiten. 1931. RM 77.40; Ganzleinen RM 80.64

Porphyrine und Porphyrinkrankheiten. Von Privatdozent Dr. **A. Vannotti**, Sekundärarzt der Medizinischen Universitätsklinik Bern. Mit 64 Abbildungen. VII, 286 Seiten. 1937. RM 27.—

Die Ergebnisse der Sternalpunktion. Von Professor Dr. **Norbert Henning**, Direktor der Medizinischen Klinik im Städt. Krankenhaus Fürth i. B., und Dr. **Heinz Keilhack**, Oberarzt der Medizinischen Klinik im Städt. Krankenhaus Fürth i. B. (Sonderdruck des gleichnamigen Beitrages in den Ergebnissen der inneren Medizin und Kinderheilkunde, Band 56.) Mit 19 zum Teil farbigen Abbildungen. VI, 90 Seiten. 1939. RM 12.—

Epilepsie. Vergleichende Pathogenese, Erscheinungen, Behandlung. Von Dr. **L. J. J. Muskens**, Amsterdam. („Monographien aus dem Gesamtgebiete der Neurologie und Psychiatrie", 47. Heft.) Mit 52 Abbildungen. VIII, 396 Seiten. 1926. RM 27.—

Das „vegetative System" der Epileptiker. Von Dr. **Felix Frisch**, Leiter der Therapeutischen Versuchsanstalt für Epilepsiekranke am Steinhof-Wien. („Monographien aus dem Gesamtgebiete der Neurologie und Psychiatrie", 52. Heft.) IV, 57 Seiten. 1938. RM 4.32

Zu beziehen durch jede Buchhandlung